Danielle Collins

YOGA facial

EJERCICIOS FACIALES REAFIRMANTES Y CONSEJOS INSPIRADORES PARA BRILLAR POR DENTRO Y POR FUERA

D1557019

terapias**verdes**

Argentina – Chile – Colombia – España
Estados Unidos – México – Perú – Uruguay

A MI FAMILIA Y AMIGOS, QUIENES ME INSPIRAN CADA DÍA.

Título original: *Danielle Collins' Face Yoga – Firming Facial Exercises & Inspiring Tips to Glow, Inside & Out*
Editor original: Watkins, an imprint of Watkins Media Limited, Londres
Traducción: Rosa Arruti Illiramendi

1.ª edición Marzo 2021

ISBN:978-84-16972-82-1
E-ISBN: 978-84-17981-73-0
Depósito legal: B-1.852-2021

Fotocomposición: Ediciones Urano, S.A.U.

Impreso por Liberdúplex, S.L. – Ctra. BV 2249 Km 7,4
Polígono Industrial Torrentfondo – 08791 Sant Llorenç d'Hortons (Barcelona)

Impreso en España – *Printed in Spain*

INTRODUCCIÓN

El Método de Yoga Facial Danielle Collins es una manera natural y práctica de sentirte sana, feliz, radiante y juvenil, y que ello se refleje en tu aspecto. En esencia es un conjunto de ejercicios y masajes faciales combinados con técnicas de acupresión y relajación, concebidos todos ellos para reafirmar, estirar, suavizar y relajar el rostro, mejorando al mismo tiempo tu bienestar general. Este libro te enseñará cómo, por qué y cuándo practicar yoga facial y te facilitará todas las herramientas necesarias para poner en práctica estas técnicas en tu vida diaria.

MI DESEO PARA TI

Creo sin reservas que mereces tener un aspecto insuperable y sentirte lo mejor posible. Lo que te deseo es que el yoga facial sea el arranque del viaje que te lleve a aceptar y amar quién eres, ofreciéndote al mismo tiempo un conjunto de técnicas eficaces y sencillas para sentirte estupenda y reflejarlo en tu aspecto.

En los siguientes capítulos entenderás cómo funciona el yoga facial y cómo puedes aprovechar este libro en tu vida cotidiana, aprendiendo también a llevar un estilo de vida saludable que resulte apropiado.

MI VIAJE HASTA EL YOGA FACIAL

Era mi vigesimosegundo cumpleaños y llevaba varias semanas planeando mi fiesta. Sin embargo, llegada la fecha ni siquiera era capaz de andar, y qué decir sobre ponerme el vestido de aniversario. Tenía la mente espesa y el cuerpo fatigado, y unos dolores insoportables me consumían brazos y piernas.

Una serie de análisis de sangre revelaron que llevaba tiempo padeciendo mononucleosis infecciosa y que, aunque el virus parecía controlado, había contraído encefalomielitis miálgica (EM), conocida también como síndrome de fatiga posviral (SFPV) o síndrome de fatiga crónica (SFC).

Durante los siguientes dos meses los síntomas empeoraron. Tanto me dolían los músculos y las glándulas que a menudo me resultaba penoso ir de la cama al baño. Parecía que tuviera la cabeza sumida en una niebla brumosa, y me costaba mantener una conversación más de cinco minutos.

Tuve que dejar mi trabajo y evitar hacer ejercicio. Mi vida social era inexistente. Esta renuncia a tantas cosas que me encantaban era similar a la pérdida de un ser querido. También cambiaron aspectos de mi personalidad. Era consciente de haber perdido la confianza en mí misma y temía conocer a gente nueva.

Cuando ya llevaba nueve meses enferma me mandaron a un especialista en EM. Dijo que, si bien no había un único remedio para superar tal dolencia, en algunos casos la gente conseguía recuperar gradualmente la actividad y encontraba cierto alivio gracias a alguna combinación de terapias naturales como el yoga. Tras la cita decidí que no podía seguir viviendo así más tiempo y me propuse encontrar los cuidados necesarios para recuperar la salud.

CURAS NATURALES

Dediqué tiempo a leer libros, ensayos y revistas sobre terapias naturales y EM, y poco a poco empecé a preparar un plan de acción con cambios en mi estilo de vida que me permitieran rehabilitarme.

Cada día practicaba cinco minutos de yoga y descubrí la manera de respirar correctamente para calmar mi sistema nervioso, estimular el sistema inmunológico y desintoxicar mi cuerpo. La ofuscación mental y el estrés empezaron a remitir gradualmente.

Mis investigaciones me enseñaron que para poder superar la EM debía transformar mi dieta. Descubrí que azúcar, cafeína y alcohol perjudicaban mi sistema inmunitario y me privaban de vitaminas y minerales.

UN NUEVO COMIENZO

Cuando cumplí veintitrés años mi salud estaba empezando a mejorar. El dolor muscular disminuía, notaba la cabeza más despejada y los niveles de energía más altos, y era capaz de realizar un par de horas diarias de actividad. Sentí que era hora de pensar en el futuro.

Antes de la enfermedad, mi intención era convertirme en profesora de enseñanza primaria, pero ahora presentía que mi destino era aprovechar la experiencia vivida con la EM para ayudar a los demás. Me matriculé para diplomarme como profesional de terapias de relajación, lo cual me llevó a formarme también como maestra de yoga y terapeuta nutricionista y a estudiar asimismo masaje facial, yoga pre- y posnatal, clases de iniciación al masaje de cabeza indio, técnica Alexander, masaje shiatsu y masaje de yoga tailandés.

Cuando ya me encontraba lo bastante recuperada como para volver a trabajar, empecé a impartir una clase de relajación a la semana. Luego pasé a enseñar yoga, bienestar y nutrición tanto en clases individuales como para grupos. Además me dediqué al coaching orientado al bienestar para personas con EM, resultando un verdadero placer ayudarlas con los mismos recursos que me habían servido a mí. Entonces, llegó el yoga facial.

MI MÉTODO DE YOGA FACIAL

Al principio de mi carrera en el mundo del yoga advertí lo contentos que se quedaban mis clientes con los resultados. Recuerdo que un cliente me dijo: «Ojalá mi rostro obtuviese beneficios similares a los que obtiene mi cuerpo». Esa frase se hacía eco de mis propios pensamientos. A menudo me preguntaba por qué practicábamos las técnicas de yoga solo del cuello para abajo. Por encima de la clavícula hay muchísimos músculos, ¡que, además, se exhiben constantemente!

YOGA FACIAL EN TODO EL MUNDO

El Método de Yoga Facial Danielle Collins nació a partir de una combinación de mi etapa de formación y muchos años de investigación. Ahora, millones de personas disfrutan de este método gracias a mis vídeos, clases y cursos. He dado lecciones por todo el mundo y he aparecido en cientos de revistas y diarios, así como en radios y televisiones. Además de enseñar yoga facial a innumerables clientes, he trabajado con las principales marcas mundiales. Además, ofrezco clases de formación para maestros, siendo mi curso el más popular y la formación profesional que más tiempo lleva impartiéndose en todo el mundo.

INICIO DEL VIAJE

Cuando me senté a escribir este libro, mi deseo era que fuera accesible y divertido. También quería que se basara en una combinación de investigación puntera, filosofías tradicionales y experiencias de gente real que ha probado y ensayado estos métodos.

Todo cuanto comparto contigo forma parte de mi vida cotidiana. Yo misma empleo todas estas técnicas a diario.

UN ESTILO DE VIDA HOLÍSTICO

Soy muy partidaria de un planteamiento holístico en la belleza, la salud y el bienestar. Para conseguir una piel deslumbrante de verdad debes tener en cuenta todas las áreas de tu salud, desde lo que hay en tu mente hasta lo que aplicas a tu piel o lo que comes. Haz del yoga facial una rutina, un ritual y una manera de expresar amor hacia ti misma. Conviértelo en un instrumento para la vida.

ENVEJECER ES BUENO

Mi actitud no es «antienvejecimiento», y eso es algo que defiendo apasionadamente. De vez en cuando utilizo términos como «contra los signos del envejecimiento» solo por emplear una manera sencilla de explicar a mis lectoras algunos de los beneficios fundamentales del yoga facial. ¡Pero envejecer en sí

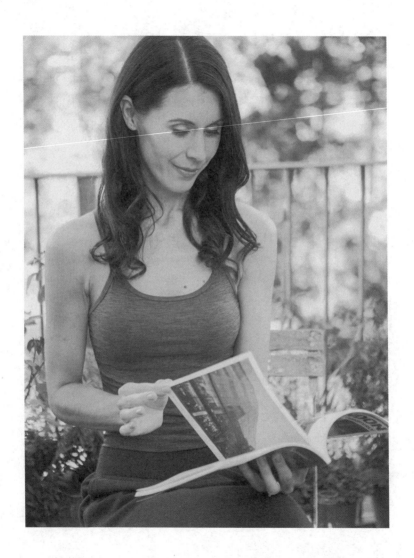

mismo no es nada de lo que haya que avergonzarse! La vida es un regalo y deberíamos agradecer cada día que se nos brinda. Cada aniversario debería celebrarse con orgullo y dicha.

NO ODIES TUS ARRUGAS

No hay nada malo en tener arrugas o líneas de expresión. Cada parte de nuestro rostro y cuerpo cambia con la edad. Mi método te enseña a prevenir y reducir esas cosas si tú lo decides así, y en tal caso, por favor, hazlo por amor a tu cara y no por odio o miedo.

ACERCA DE LAS AFIRMACIONES POSITIVAS

A lo largo del libro encontrarás afirmaciones, una manera muy poderosa de avanzar hacia la persona más saludable, feliz y sosegada que quieres ser. Si te sientes bien por dentro, tu rostro irradia esa sensación hacia fuera. Estas afirmaciones son declaraciones positivas que expresas siempre en primera persona, y que sirven para enseñar a tu mente a sentirse bien. No te preocupes si te descubres pensando «Esto que digo no es cierto» o «Yo no soy así» al repetir una afirmación. La clave está en la reiteración; intenta por lo tanto repetir al menos una afirmación positiva al día, así pronto dejará de ser solo palabras sobre una página. Cada afirmación debería repetirse tres veces como mínimo.

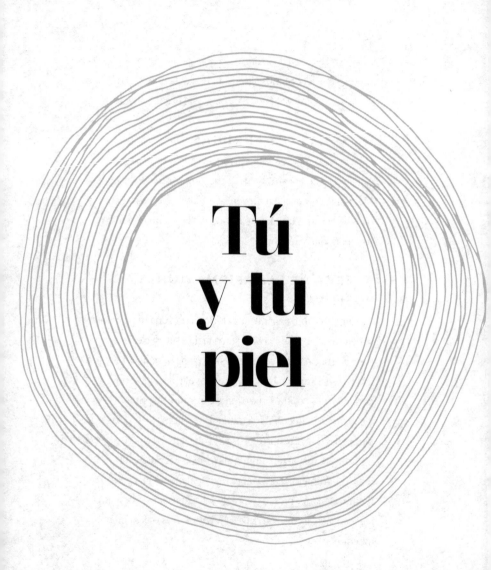

Tú
y tu
piel

Contar con cierta comprensión de tu maravilloso rostro te ayudará a entender mejor por qué deberías usar el yoga facial y qué cambios reportará. Los músculos, los huesos y las capas de piel constituyen medios fascinantes para entender la parte más reconocible de tu cuerpo: tu rostro.

ANATOMÍA FACIAL

PIEL

El mayor órgano del cuerpo, la piel, nos defiende de elementos externos y protege músculos, huesos y órganos internos subyacentes. Se compone de tres capas:

1 La *epidermis*, la capa superior de nuestra piel, proporciona una barrera impermeable que nos protege tanto de los elementos como de los patógenos, nos dota del sentido del tacto y regula la temperatura corporal. Se compone de cuatro capas de células: capa basal (*stratum basale*), capa espinosa (*stratum spinosum*), capa granulosa (*stratum granulosum*) y capa córnea (*stratum corneum*).

2 La *dermis*, la capa intermedia de nuestra piel, comprende el tejido conjuntivo que contiene proteínas como el colágeno y la elastina. Además, también los vasos sanguíneos, nuestro sistema linfático, así como folículos pilosos, glándulas y nervios. Su función primordial es protegernos de la tensión y atenuarla, y aportar a nuestra piel vitalidad y elasticidad.

3 La *hipodermis* o capa inferior de la piel se compone de tejido conjuntivo y adiposo. Su función principal es protegernos de los traumatismos y amortiguar la piel.

Para poder contar con un cutis saludable te interesa proporcionar a la piel toda la ayuda posible a la hora de hacer su trabajo. Si practicas el yoga facial, facilitas el flujo sanguíneo y la exfoliación natural de la piel mediante la manipulación y el movimiento. Esto ayuda a la epidermis al estimular la renovación regular de la piel de la capa superior. A su vez, esto estimula las capas inferiores de la epidermis produciendo así nuevas células, lo cual contribuye a dar un aspecto luminoso, resplandeciente y tonificado a la piel. La práctica diaria del yoga facial beneficia a la dermis mediante una mejora del drenaje linfático en esta zona, reduciendo la hinchazón, la inflamación y el tono irregular del cutis.

La hipodermis, como la dermis, aloja vasos sanguíneos y nervios; por lo tanto, la estimulación de esta zona mejora la circulación hacia la epidermis. Esto significa una piel radiante.

MÚSCULOS

Tenemos cincuenta y siete músculos en nuestro rostro, cabeza y cuello, incluyendo las orejas y la lengua. La función principal de los músculos de la cara es proporcionarnos la capacidad de realizar expresiones faciales.

Cada músculo del rostro tiene una función particular y requiere un cuidado específico. Es necesario fortalecer y estirar algunos, otros precisan liberar tensión y los hay que requieren aprender a mantenerse relajados. El yoga facial ayuda de todas estas maneras a esa fantástica red de músculos. El hecho de que todos ellos estén vinculados entre sí es importante, ya que levantar o relajar uno puede proporcionar impulso y sostén a otro o bien liberarlo de tensión.

HUESOS

Tenemos veintidós huesos en nuestro rostro y nuestra cabeza. Su función es proteger y sostener nuestro rostro y nuestro cerebro. El yoga facial funciona sobre todo en los músculos y la piel más que en los huesos. No obstante, debido a la pérdida natural de densidad y grosor en algunos huesos del rostro a medida que envejecemos, trabajar con los músculos y la piel para sostener y estirar la cara es importante también a la hora de contrarrestar esta atrofia y estos cambios en el hueso. Dado que los huesos están unidos a los músculos, fortalecer y tonificar los músculos ayuda a sostenerlos. Se ha demostrado también que la falta de ejercicio debilita los huesos a medida que nos hacemos mayores; por lo tanto, los ejercicios tonificantes pueden ayudar a mantenerlos fuertes.

POR QUÉ ENVEJECEMOS

Nuestro rostro envejece de muchas maneras. El motivo de esta sección es ayudarte a comprender cómo los factores internos (intrínsecos) y externos (extrínsecos) pueden afectar a la piel y acelerar el proceso de envejecimiento.

CLIMA

El daño ocasionado por el sol es una de las principales causas de envejecimiento cutáneo. Casi todos los expertos en dermatología coinciden en que la exposición a los rayos ultravioletas (UV) puede contribuir a hacer visibles los signos de envejecimiento en el rostro. Se han realizado estudios que demuestran que incluso a través de un vidrio y en días nublados la radiación ultravioleta puede provocar flacidez, arrugas, líneas e hiperpigmentación (manchas solares).

Las condiciones climatológicas extremas, del tipo que sean, pueden envejecer la piel. La exposición al frío y a entornos ventosos con baja humedad pueden resecar la piel, lo cual se traduce en menor producción de grasas naturales y aparición de líneas y arrugas más marcadas. Las condiciones áridas y secas también pueden provocar una piel más seca y pelada, así como la acumulación de células muertas en la piel.

OPCIONES DE ESTILO DE VIDA

AZÚCAR

Siento ser quien te dé las malas noticias, pero el azúcar es uno de los mayores enemigos de tu piel. Con los picos en los niveles de azúcar en sangre aparece la inflamación, lo cual afecta al colágeno y la elastina, provocando una piel más caída. Tal inflamación agrava también los problemas de espinillas e imperfecciones. El azúcar va asociado de forma permanente al colágeno en un proceso llamado glicación, por el cual la piel pierde elasticidad y gana rigidez. Como consecuencia, nuestro rostro envejece más deprisa.

Si eres consumidora de grandes cantidades de azúcar, es fundamental que reduzcas tal ingesta para optimizar los resultados de tu yoga facial. Consulta las etiquetas de todos los alimentos y busca el contenido de azúcar o de sus derivados entre sus ingredientes.

TABACO

Fumar tiene efectos devastadores para el cutis. Se ha demostrado que la piel de un fumador envejece más deprisa, siendo varias las razones. En primer lugar, los movimientos repetitivos de fruncir los labios pueden provocar líneas en torno a la boca. Segundo, fumar restringe el flujo de oxígeno hacia la piel, privándola de nutrientes y facilitando la acción de los radicales libres. Por último, las sustancias químicas presentes en los cigarrillos pueden destruir el colágeno y la elastina de la piel, con la consiguiente pérdida de firmeza y la presencia de más arrugas.

CAFEÍNA Y ALCOHOL

Ingerir alcohol, café, té y otras bebidas que contengan cafeína puede envejecer el cutis al tratarse de diuréticos que impiden retener el agua. Como resultado, la piel se reseca y deshidrata, y envejece más rápido. También incrementan el cortisol, perjudicial para el colágeno en la piel. La cafeína y el alcohol tienen también un impacto obvio sobre nuestro sueño, reduciendo el tiempo de curación y reparación de la piel durante la noche. Dado que la cafeína estrecha los vasos sanguíneos, los antioxidantes y los nutrientes se distribuyen a menor escala. Cafeína y alcohol, al ser principalmente sustancias ácidas, afectan a la producción de grasa de la piel e incrementan la posibilidad de sufrir acné y afecciones inflamatorias cutáneas.

CAMBIOS ANATÓMICOS

COLÁGENO

El colágeno, que es la proteína más abundante en el cuerpo humano, se encuentra en el tejido conjuntivo de la *dermis* (capa intermedia de la piel), así como en otros tejidos y huesos. Dota de flexibilidad y aporta fuerza, sostén y estructura.

Nuestra producción de colágeno disminuye con la edad (se cree que un uno por ciento anual a partir de los veintipocos años), y su calidad también decrece. Este descenso natural en la producción y la calidad empeora con factores como el daño causado por el sol, el estrés, una dieta poco variada, el tabaco, los cambios hormonales y causas medioambientales.

ELASTINA

Mientras el colágeno nos aporta firmeza y fuerza, la elastina es una proteina que proporciona al cutis elasticidad.
A medida que envejecemos disminuye nuestra producción de elastina, lo cual da un aspecto áspero al cutis y reduce su firmeza y vitalidad. La piel es similar a una de esas gomas elásticas que al estirarlas una y otra vez pierden pronto su elasticidad.

MÚSCULOS

Los músculos del rostro ayudan a estirar, rellenar y fortalecer el cutis. A medida que envejecemos perdemos tono y masa muscular. Además, la fuerza de la gravedad lesiona y atrofia los músculos, haciendo que «caigan» y dejando como resultado una piel más flácida sobre el músculo. Las fibras musculares también empiezan a encogerse con la edad, y el tejido muscular del rostro se reemplaza cada vez más lentamente.

GRASA

La grasa del rostro cambia con los años. En algunas zonas comienza a disminuir y deteriorarse; en otras, las bolsas de grasa presentan un aspecto caído, y hay áreas en las que la grasa puede acumularse. Como consecuencia, el rostro se ve más demacrado y envejecido en zonas donde perdemos grasa, como mejillas y cuencas de los ojos. Por otro lado, el óvalo facial pierde firmeza en su parte inferior y se forma papada allí donde se acumula la grasa.

HUESO

A medida que envejecemos, los huesos muestran señales de retracción y pérdida de densidad, ocasionando cambios en la estructura de la cara. Los huesos pierden calcio y otros minerales, y como resultado se debilitan.

RENOVACIÓN CELULAR

Debido a la disminución de colágeno y elastina, el porcentaje de renovación celular se ralentiza a medida que envejecemos. La renovación celular es el porcentaje de nuevas células cutáneas saludables creadas en la piel y el porcentaje de células de la capa inferior que se desplazan hacia la superior. El resultado de esa menor renovación puede ser una tez apagada, áspera, seca y con imperfecciones.

DESHIDRATACIÓN

Al envejecer se constata una deshidratación natural de la capa córnea (*stratum corneum*) debido a carencias en las células cutáneas, lo cual provoca un adelgazamiento de la *epidermis* y la *dermis*. También se da una reducción en glicosaminoglicanos (GAG), como el ácido hialurónico (AH). La piel produce este ácido para retener la humedad en las células. Su importancia para la hidratación ha quedado más que demostrada, igual que para nutrir el colágeno y lubricar las articulaciones. A partir de los cuarenta años, los niveles empiezan a descender, y también se constata una reducción natural en la producción de grasas debido a cambios hormonales, con el consiguiente aspecto más seco de la piel y arrugas más marcadas.

HORMONAS

Las hormonas pueden desempeñar un papel importante en todos los cambios mencionados hasta ahora. Las hormonas del estrés como el cortisol y la adrenalina pueden afectar a nuestro cutis, con consecuencias de todo tipo, desde destrucción de colágeno hasta un drenaje linfático más lento.

EXPRESIONES

Las expresiones se asocian por igual a la comunicación verbal y no verbal, a pensamientos y emociones, y también a hábitos como puede ser entrecerrar los ojos para protegerse del sol. La repetición de estos gestos una y otra vez inicia la formación gradual de líneas que con la edad pueden hacerse más profundas. La capacidad de nuestra piel para recuperar su forma disminuye, y empiezan a desarrollarse líneas y arrugas. Una manera de evitarlo es practicar yoga facial a diario con el fin de reducir las líneas actuales y evitar la formación de otras nuevas.

POSTURA AL DORMIR

Dormir es esencial para tener un buen cutis, pero una postura errónea al hacerlo puede provocar líneas en la piel. Dormir de costado y, sobre todo, dormir cada noche del mismo lado puede ocasionar pliegues repetitivos y, en consecuencia, líneas y arrugas en cara y cuello. Intenta dormir boca arriba o cambiar de lado tan frecuentemente como puedas.

TIEMPO FRENTE A LA PANTALLA

El tiempo transcurrido frente a la pantalla es una de las principales causas del envejecimiento facial asociado a la postura. Inclinarse hacia adelante para consultar el móvil crea líneas en el cuello, y si se hace múltiples veces al día puede envejecer la piel.

ESTRÉS Y EMOCIONES NEGATIVAS

Cuando estamos sometidos a presiones, nuestro cuerpo entra en modo «defensa o huida», que es nuestra innata respuesta física y mental a peligros de todo tipo. El organismo reacciona como si nos encontráramos ante una situación que implique riesgo de muerte. El estrés crónico es agotador para todos nuestros sistemas y órganos, y puede tener efectos devastadores sobre cuerpo y mente. Además afecta a la cara, ya que contribuye a desarreglos del colágeno y la elastina, deshidratación, expresiones asociadas al estrés, debilidad muscular, circulación lenta, drenaje linfático deficiente y renovación celular poco activa.

El rostro refleja emociones negativas como tristeza, pena, preocupación o irritación. Es difícil ocultar la negatividad que tiene lugar en el interior. Junto con las razones físicas de envejecimiento facial a causa del estrés, los pensamientos y las emociones asociados a él se manifiestan también de diversas maneras.

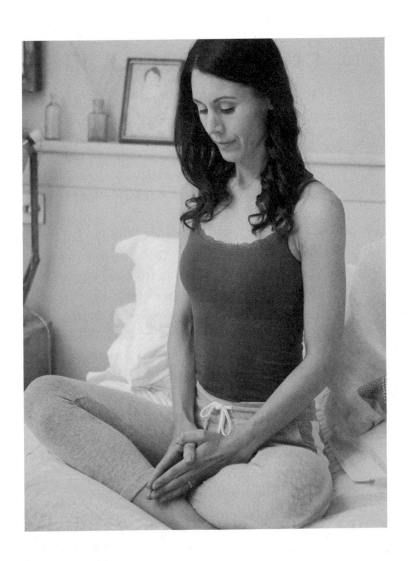

CUIDADO DE LA PIEL

El cuidado de la piel es importante si quieres lucir un rostro saludable y sacar el mejor provecho del yoga facial. A menos que cuentes con una ruina diaria de cuidados, la piel no podrá renovarse, repararse y protegerse aprovechando todo su potencial. Existen cinco pasos principales que te recomendaría seguir para una rutina básica en el cuidado de tu piel.

1. LIMPIEZA

Limpiarte la piel cada noche es vital para tener una tez sana y radiante, potenciando además los beneficios del yoga facial para lograr un buen cutis. La limpieza nocturna ayuda a eliminar la suciedad, el exceso de grasa y la contaminación diurna, y permite también que la piel haga durante la noche su labor vital de renovación y reparación. Si la porquería acumulada durante el día se queda en la piel, los poros pueden obstruirse, y una vez abiertos para acomodar esa suciedad tal vez no vuelvan a cerrarse. Además, no lavarse la cara por la noche puede dificultar la exfoliación natural de la piel, privándola de este modo de oxígeno, con el resultado de un cutis más apagado.

En lo referente a la limpieza matinal hay dos tendencias de opinión. Algunas personas piensan que dicha limpieza puede llevarse aceites naturales necesarios y prefieren echarse,

Durante muchos años padecí un acné terrible.
A los 14 años tenía rostro, cuello, espalda y brazos
cubiertos de granos. Mi médico me recetó varios
medicamentos, ¡uno de los cuales era un tratamiento
tópico tan agresivo que decoloró la colcha azul de mi
cama! Durante muchos años los granos me
atormentaron en distinto grado. Descubrir el yoga
facial siendo ya veinteañera me ayudó a empezar a
reducir el acné. Con cada año que pasaba siguiendo
un estilo de vida más saludable integrado en mis
rutinas, los granos iban disminuyendo un poquito
más. Sin embargo, incluso teniendo treinta y pico
años, advertía la aparición de dos o tres espinillas
la semana anterior al periodo, que a menudo
precisaban todo un mes para desaparecer. Después
de mucho experimentar buscando algún remedio que
me funcionara, di con la combinación perfecta de
productos naturales para el cuidado de la piel que
potenciaran mi yoga facial, mi nutrición y mi
bienestar.

sencillamente, un poco de agua fría por la cara. Otras prefieren lavarse a fondo también por la mañana para retirar células muertas y sebo que hayan podido acumularse durante la noche en la piel.

Busca una rutina de limpieza que te vaya bien. Puedes elegir entre aceite desmaquillante, leche limpiadora, gel en espuma o agua micelar. Sea cual sea el producto elegido, realiza la limpieza por la noche (y por la mañana, si quieres) para brindar a tu piel su mejor oportunidad de renovarse y repararse, y así conseguir un brillo estupendo.

> **CONSEJO ESPECIAL.** Elige productos orgánicos o elaborados con ingredientes primordialmente naturales y que no utilicen animales en las pruebas de laboratorio. Es beneficioso para tu piel, inocuo para el medio ambiente y más ético.

2. TÓNICO

Te recomendaría sin reservas que utilizaras a diario un tónico o un espray hidratante justo después de lavarte la cara y antes del producto humectante que uses. Si tienes piel grasa o propensa al acné, el tónico sirve para eliminar la grasa o sebo presente en la piel, además de reducir y cerrar los poros, disminuyendo así las impurezas y la grasa acumulada que pueden provocar espinillas. Si usas maquillaje o filtro solar, el tónico puede eliminar los restos de productos cosméticos, garantizando que tu piel (y tus poros) quede limpia del todo y así se renueve de forma adecuada y se refresque durante la noche.

Es fundamental elegir el tónico adecuado para el rostro. Los diferentes tipos de piel son compatibles con tónicos diferentes. Recomendaría sin reservas un tónico sin alcohol para cualquier tipo de piel: el producto nunca debe ser demasiado astringente ni agresivo, y su objetivo al aplicarlo siempre debería ser equilibrar los niveles naturales de pH en la piel.

> **CONSEJO ESPECIAL.** Usa discos de algodón orgánico cuando te apliques el tónico o espray hidratante. Pásalos con delicadeza por la cara realizando un movimiento ascendente hacia el exterior.

3. HIDRATACIÓN

Después de lavar y tonificar, el paso siguiente es hidratar.

Un sérum hidratante con certificación de producto orgánico, como por ejemplo Fusion de Danielle Collins, es beneficioso para la mayoría de tipos de cutis por su contenido en esencias botánicas proactivas que hidratan, alisan la piel y sustentan su capacidad natural para regenerarse y producir nuevas células. Un sérum como este funciona bien por sí solo, pero puede aplicarse bajo una capa de crema hidratante o sobre otros productos cosméticos como el ácido hialurónico. En el mercado hay muchos sérums concebidos para su uso combinado con una crema hidratante. La crema es el producto de hidratación de uso más extendido, pero yo recomiendo escoger las que no incluyen parabenos, sustancias químicas, rellenos cosméticos, sulfatos, ftalatos, siliconas ni alcohol. Por otro lado, mejor no utilizar una crema demasiado densa, pues si la usas acabará por instalarse en la capa superior de la piel.

Aplica el sérum y/o el producto hidratante con un movimiento ascendente desde el escote hasta la frente. Después, usando todos los dedos, da unos toques para ayudar a que el producto penetre más profundamente en la piel.

CONSEJO ESPECIAL. No olvides aplicar la hidratación por todo el cuello, incluidas las partes laterales y la posterior, asegurándote de que el producto sea rico en antioxidantes para prevenir y reparar la acción de los radicales libres.

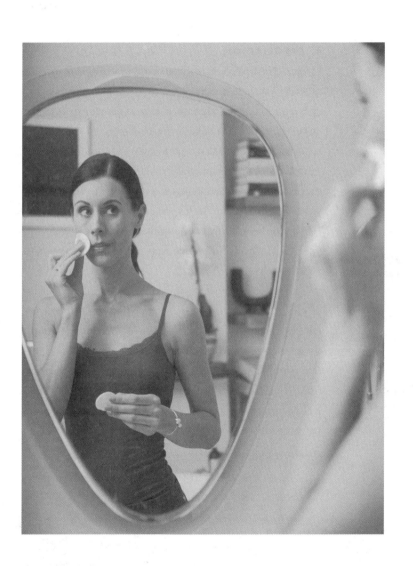

4. EXFOLIACIÓN

Exfoliar el rostro con regularidad es esencial para lucir un cutis radiante. A medida que envejecemos se ralentiza el porcentaje de renovación celular y la capacidad de la piel para deshacerse de las células muertas, dando como resultado una tez seca, apagada y áspera, con poros agrandados y obstruidos. A medida que se acumulan células muertas, maquillaje y suciedad hacen su aparición el acné y las imperfecciones, volviéndose más profundas las arrugas y las líneas de expresión. Librarse de la capa superior mediante una exfoliación suave puede ayudar a lucir una tez de aspecto más luminoso y terso, y más juvenil.

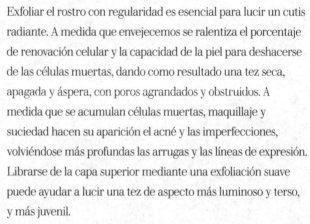

La elección del método de exfoliación depende en realidad de tu tipo de piel, así como de tu tiempo y presupuesto. Puedes optar por una exfoliación química, como las enzimas de frutas, o por tratamientos suaves que la piel pueda absorber para que se renueve a nivel celular, o también optar por una exfoliación física, como las friegas faciales que emplean la abrasión sobre la piel. Es importante no exfoliar en exceso; entre una y tres veces por semana es lo ideal para la mayoría de gente.

CONSEJO ESPECIAL. Si sufres alguna afección inflamatoria en la piel como acné, rosácea o eczema, por favor, consulta a un dermatólogo para que te indique el método de exfoliación más adecuado para ti.

En lo referente a protección solar, a la hora de encontrar el equilibrio entre proteger la piel del envejecimiento y las quemaduras y conseguir vitamina D, lo que a mí me funciona es aplicarme a diario un producto con factor de protección solar (FPS) 30 en el rostro. Los días que me maquillo me pongo además por encima una base mineral con FPS 20. Los días soleados llevo gafas de sol y un sombrero, y siempre utilizo protección en las manos. Durante los meses estivales, si estoy en el Reino Unido expongo al sol mis brazos y piernas sin protección solar durante 10-20 minutos, y luego me aplico protección por todo el cuerpo o bien no me expongo al sol. Durante el invierno, debido a las temperaturas frías, es más excepcional que exponga la piel al sol.

Por consiguiente, tomo un suplemento multivitamínico con vitamina D, asegurándome además de ingerir alimentos ricos en vitamina D. Esto es lo que a mí me funciona, pero cada persona es un mundo; por lo tanto, busca una fórmula que te vaya bien.

5. PROTECCIÓN SOLAR

Si tuvieras que quedarte con un solo consejo de este libro en cuanto a cuidados de la piel, que sea este: incluye siempre en tu rutina un producto de protección solar para el rostro. Es absolutamente fundamental a la hora evitar los efectos dañinos del sol.

El FPS debería ser 30 o superior. Pese a que las cifras te lleven a pensar lo contrario, existe una mayor diferencia entre un FPS 15 y un FPS 30 que entre 30 y 50. Por lo tanto, no importa demasiado si eliges 30, 40 o 50; encuentra una marca que te vaya bien.

Ponte protección solar a diario, sin tener en cuenta el tiempo que hace. La radiación ultravioleta A (UVA), que envejece la piel, puede pasar a través de una nube o de un vidrio, así que, aunque estés conduciendo o sentada tras una ventana, resulta esencial que te apliques protección.

A continuación explico algo a tener en cuenta sobre la vitamina D y la exposición al sol. Nuestra mejor fuente de vitamina D es el sol; por consiguiente, resulta complicado encontrar el equilibrio entre protegernos de los rayos solares que envejecen y queman y obtener tu dosis diaria de vitamina D. Desde el punto de vista del envejecimiento, una mínima exposición al sol es nuestra mejor apuesta en lo referente a mantener un cutis de aspecto joven, pero es necesaria cierta exposición para favorecer otros aspectos de nuestra salud.

También merece la pena recordar que puedes obtener vitamina D a través de tu alimentación, y que los suplementos con vitamina D también son una manera de aumentar su presencia, aunque, por supuesto, han de tomarse con precaución. Algunos alimentos ricos en vitamina D son el pescado azul, los huevos, algunas carnes y el aceite de hígado de bacalao. Si intentas seguir una dieta basada en vegetales, tienes opciones como los champiñones conservados junto a una ventana soleada y la leche (o alternativas a la leche) enriquecida con vitamina D, así como el zumo de naranja enriquecido.

CONSEJO ESPECIAL. No confíes en el FPS de tu sérum, hidratante o maquillaje. Aunque proporcionen cierto grado de protección, no es igual que el de un producto específico de protección solar. Por lo tanto, aplica protección sobre el sérum y la hidratación y también debajo del maquillaje. Cada día, sin excepción.

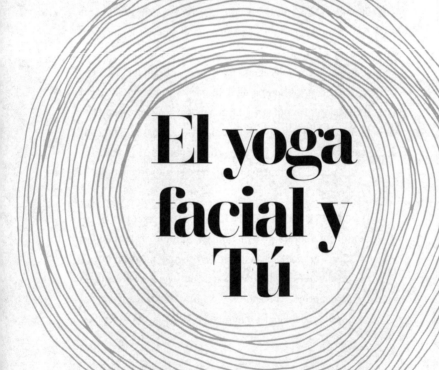

El yoga facial y Tú

¿Cómo funciona el yoga facial?

Los cinco aspectos principales del Método de Yoga Facial Danielle Collins son: ejercicio facial, masaje facial, acupresión facial, relajación facial y bienestar. Esta sección explica la importancia de cada uno de ellos.

PRUEBAS E INVESTIGACIÓN

He dedicado mucho tiempo a investigar y crear el Método de Yoga Facial Danielle Collins. Analicé técnicas empleadas durante miles de años en Oriente, en India, China y Japón. Estos ejercicios y masajes faciales, junto con técnicas de acupresión y bienestar, se han transmitido generación tras generación como un método para mantener saludables y jóvenes el rostro, la mente y el cuerpo. Además, me dediqué a estudiar a fondo por qué el rostro envejece y qué podemos hacer al respecto, estudiando los músculos faciales, la piel y los huesos. Por otra parte, la investigación moderna representa también una parte importante de mi método. Cada vez son más los estudios que revelan resultados sumamente positivos, inspirándome a la hora de desarrollar mi método. A medida que vayas leyendo el libro verás cómo fusiono técnicas orientales tradicionales con la nueva investigación y filosofía occidental.

EJERCICIO FACIAL

Todos sabemos lo beneficioso que es el ejercicio para el cuerpo. Piensa en alguna persona que conozcas, de cualquier edad, que haga ejercicios regulares de fortalecimiento específicos para el cuerpo. Piensa en el aspecto de su abdomen, sus brazos y su trasero. Es la manera más sencilla de entender los beneficios que el ejercicio puede aportar a un músculo.

Los ejercicios faciales que aparecen en el Método de Yoga Facial Danielle Collins también se centran en relajar y en liberar la tensión y el estrés de esos músculos. Están orientados a estimular el flujo sanguíneo hacia ellos y enseñar a la mente a relajar los músculos de forma consciente. Es importante entender esto, ya que cierta musculatura necesita fortalecerse y estirarse y otra, por el contrario, necesita relajarse.

Los músculos del rostro tienen una composición ligeramente diferente a los del cuerpo. Todos se encuentran unidos entre sí, al hueso y a la piel, y principalmente están controlados por el nervio facial (por otro lado, nuestros músculos corporales son controlados generalmente por nuestros huesos). Es lo que nos proporciona la capacidad de hacer expresiones. Por lo tanto, hay que tratar nuestros músculos faciales de una manera ligeramente diferente. Es el motivo de que algunas técnicas del programa tengan relación con la tonificación mientras que otras tienen que ver con la

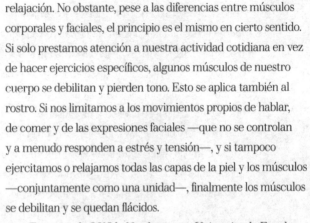

relajación. No obstante, pese a las diferencias entre músculos corporales y faciales, el principio es el mismo en cierto sentido. Si solo prestamos atención a nuestra actividad cotidiana en vez de hacer ejercicios específicos, algunos músculos de nuestro cuerpo se debilitan y pierden tono. Esto se aplica también al rostro. Si nos limitamos a los movimientos propios de hablar, de comer y de las expresiones faciales —que no se controlan y a menudo responden a estrés y tensión—, y si tampoco ejercitamos o relajamos todas las capas de la piel y los músculos —conjuntamente como una unidad—, finalmente los músculos se debilitan y se quedan flácidos.

En enero de 2018 la Northwestern University de Estados Unidos llevó a cabo uno de los más recientes e importantes estudios. Durante veinte semanas, los participantes realizaban treinta minutos de yoga facial, centrados en su mayor parte en ejercicios para el rostro. Fueron evaluados por un equipo compuesto por médicos y dermatólogos. Tras esas veinte semanas, se constató un rejuvenecimiento de casi tres años en quienes lo practicaban a diario.

El yoga facial se emplea principalmente por motivos estéticos y de bienestar, pero ha empezado a ser recomendado por organizaciones como la Palsy Association y la Stroke Association (afectados por parálisis cerebral y derrame cerebral, respectivamente) a efectos de rehabilitación.

El motivo de esta recomendación es la capacidad de los ejercicios faciales para ayudar a que el rostro recupere fuerza y simetría, así como mejorar el flujo sanguíneo que llega a la piel y los músculos. Un importante estudio sobre ejercicios faciales para personas mayores llegó a la conclusión de que dichas rutinas son eficaces para mejorar su salud mental, la expresión facial y la potencia del músculo de la lengua, y que tales prácticas pueden aprovecharse como modalidad terapéutica para gente de edad avanzada.

En este sentido, querría insistir en que, si empleas el yoga facial por razones de rehabilitación, consultes por favor a un doctor.

MASAJE FACIAL

El masaje desempeña un papel primordial en el yoga facial. Implica utilizar las manos para estimular y manipular delicadamente músculos y piel. Sienta genial y te proporciona una piel resplandeciente.

El masaje facial ya se utilizaba en el siglo III a. de C., y sus beneficios son bien conocidos y se han demostrado ampliamente.

Puede favorecer el drenaje linfático; por consiguiente, contribuye a mover cualquier linfa estancada en el rostro. Reduce las ojeras, la hinchazón y el aspecto inflamado de la cara. Existe un estudio en el cual se demuestra que la piel parece haber recibido un «miniestiramiento facial»; otro ha llegado a la conclusión de que, sin el drenaje linfático manual de la cara, la piel muestra tendencia a descolgarse.

El masaje facial ha demostrado su utilidad para aumentar el flujo sanguíneo en piel y músculos, con beneficios a corto plazo para conseguir un aspecto más saludable y revitalizado, y beneficios a largo plazo en cuanto a la mejora de la circulación sanguínea.

El masaje facial puede contribuir a un estado mental más calmado y plácido. También puede reducir el estrés en la cara, favoreciendo así un aspecto más descansado y relajado. Se trata de dos puntos fundamentales desde una perspectiva anti-envejecimiento.

Si tienes afecciones cutáneas inflamatorias como rosácea o eczema, es posible que el masaje facial resulte incómodo o que incluso llegue a agravar el problema. Es importante tener sentido común (si no te sienta bien, no lo hagas), así como buscar el consejo profesional de un médico.

Algunas investigaciones sugieren que el masaje puede incrementar la penetración de un producto en la piel; así pues, combinar un producto con masajes puede maximizar los beneficios de tu rutina de cuidado de la piel.

Uno de los comentarios más habituales que le oigo a la gente que hace regularmente ejercicio corporal es: «Mi cuerpo y mi cara no se corresponden». Cuando les pregunto si hacen ejercicios faciales con la misma frecuencia que los corporales, a menudo se les «enciende la bombilla» por un instante. Lo he visto demasiadas veces. Caen en la cuenta de que si están dedicando tiempo a ejercitar el cuerpo (así como a su relax y sus masajes), deberían dedicar tiempo también al rostro.

ACUPRESIÓN FACIAL

La acupresión o digitopuntura es el arte de aplicar presión en puntos específicos del rostro y el cuerpo empleando las yemas de los dedos. La práctica comenzó en Asia y ha constituido una parte integral de la MTC (Medicina Tradicional China), el ayurveda (Medicina India) y el shiatsu (procedente de Japón) durante más de 5.000 años.

Desde una perspectiva oriental, estimular ciertos puntos puede contribuir a equilibrar nuestra «energía sutil» o «energía de fuerza vital», algo sin duda peliagudo de evaluar, pero que el individuo puede percibir o experimentar. Cuando la energía fluye de forma idónea nos sentimos con una salud excelente que se refleja en nuestro aspecto, y nuestro cuerpo y nuestra mente sienten ese equilibrio y sosiego.

Desde la perspectiva de la medicina occidental, se han constatado los beneficios de la acupresión en cuanto a relajación, alivio del dolor, alivio muscular, relajación muscular y mejora del flujo sanguíneo. También hay quien considera que el efecto placebo o el hecho de realizar la acupresión de un modo tranquilizante, con atención plena, es el motivo por el que la gente se siente mejor y tiene mejor aspecto como resultado. Desde el punto de vista estético, se considera que la digitopuntura alivia la tensión en los músculos faciales, y por consiguiente es menos probable que frunzamos el ceño, entrecerremos los ojos o torzamos el rictus. Aunque optaras por creer solo en estos argumentos más pragmáticos, basados en pruebas, sigue habiendo muchas razones para practicar la acupresión por motivos de belleza y bienestar.

Las técnicas que aparecen en este libro se han seleccionado con sumo cuidado, ya que son seguras y resultan beneficiosas en aspectos estéticos y de bienestar. Llevo los últimos dieciséis años utilizándolas y enseñándolas. No obstante, si estás embarazada o padeces alguna dolencia médica, por favor, consulta a tu médico antes de aplicarlas.

He trabajado con clientes muy diversos que han considerado la acupresión increíblemente beneficiosa para su bienestar y su mejora del cutis. Semanalmente oigo comentarios de clientes sobre lo sosegados que se sienten tras aplicar la acupresión. Por este motivo, mucha gente utiliza esta práctica antes de acostarse o en momentos de estrés.

RELAJACIÓN FACIAL

La relajación del rostro es un aspecto importante del yoga facial. La tensión por presiones tanto físicas como mentales puede tener efectos negativos en el aspecto, así como en la salud cutánea.

Cuando padecemos estrés, es posible que retengamos esta tensión en nuestros músculos faciales, algo que provoca arrugas y líneas de expresión de especial profundidad. Casi todos los dermatólogos y médicos coinciden en que las expresiones, repetidas una y otra vez en el tiempo, provocan líneas. Por lo tanto, relajarse es algo fundamental.

Existen múltiples estudios sobre el rol de la relajación a la hora de reducir el estrés. Un estudio demostraba los beneficios relajantes de las técnicas de masaje facial. Revelaba también una reducción significativa de la ansiedad y el desánimo. Esto es importante porque nuestras expresiones reflejan lo que estamos sintiendo. La investigación ha demostrado que cualquier tipo de relajación (sea mindfulness, respiración o yoga) puede ayudar a relajar el rostro, pero este estudio en concreto sugería que el masaje facial tiene efectos considerables sobre el alivio del estrés o la relajación psicológica.

BIENESTAR

Los aspectos del yoga facial relativos al bienestar son amplísimos e incluyen nutrición, afirmaciones positivas, dormir bien, postura, visualización, relajación, pensamiento positivo, yoga y cuidado de la piel. El cuidado personal y el amor por una misma constituyen una parte esencial del Método Danielle Collins de Yoga Facial. Un importante estudio demostró que quienes experimentan emociones positivas cuentan también con un nivel de satisfacción vital más alto. Si nos sentimos bien por dentro, tenemos buen aspecto por fuera. Los dos capítulos finales de este libro se concentran en esta idea, inspirados en estudios esenciales sobre el bienestar.

BENEFICIOS FUNDAMENTALES QUE PUEDES EXPERIMENTAR CON EL YOGA FACIAL

1 Piel más lisa

2 Piel más firme

3 Músculos realzados

4 Piel más rellena

5 Reducción de arrugas y líneas de expresión

6 Reducción de ojeras e hinchazón

7 Aspecto revitalizado

8 Reducción de la tensión facial

9 Mejora en el tono del cutis

10 Menos presión ocular

11 Menos tensión en cabeza, cuello y hombros

12 Mente más calmada

13 Reducción de dolor en rostro, cuello, hombros y cabeza

14 Atención más plena y consciente

15 Sensación general de bienestar

UTILIZANDO EL YOGA FACIAL

Más adelante tendremos capítulos centrados en áreas específicas del rostro: frente, ojos, mejillas, boca, mandíbula y cuello. En este mismo capítulo se abordan diecisiete soluciones específicas para problemas comunes en los que el yoga facial puede ser de ayuda. Cada técnica incluida en este libro precisa un solo minuto de tiempo; por lo tanto, he aquí algunas opciones sobre la manera de organizarlas:

50 minutos: practica a diario cada una de las técnicas de yoga facial expuestas en este libro, seis o siete días a la semana.

30 minutos: completa los cinco capítulos que tratan de partes del rostro (frente, ojos, mejillas, mandíbula y cuello), seis o siete días a la semana.

20 minutos: practica a diario las diecisiete técnicas de esta sección, que se centran en problemas comunes.

5 minutos: escoge una zona del rostro y céntrate en esa sección. Escoge una sección diferente al día siguiente.

1 minuto: para una rápida solución de yoga facial, echa mano en cualquier momento de alguna de las técnicas. Lo ideal sería hacerlo a diario.

Lo verdaderamente perfecto sería dedicarle **al menos** 20–30 minutos diarios. Un estudio reciente realizado con participantes que lo practicaban 30 minutos al día ha demostrado que el yoga facial te hace aparentar tres años menos en veinte semanas. Siempre he recomendado a mis clientes veinte minutos para conseguir los mejores resultados, incluso más tiempo en caso necesario, pero recuerda que cualquier cosa es mejor que nada.

YOGA FACIAL A DIARIO

Si tuviera que hacerte una sola sugerencia, sería: **haz un poco cada día**. El yoga facial te proporcionará un cutis genial, pero solo si, de hecho, lo practicas, y si lo haces con regularidad. Puedes tomarte un día de descanso: practicarlo seis días a la semana es perfecto. No te preocupes si lo primero que te viene a la cabeza es: «¿Y cómo voy a lograr eso?» Entiendo del todo tus circunstancias (¡como atareadísima madre trabajadora con dos hijas menores de seis años!), pero te prometo que, si puedes hacer solo un minuto al día, te sentirás satisfecha. Además, el hecho de encontrar un poco de tiempo cada día para ti misma, sea un minuto o cincuenta, puede obrar maravillas en tu bienestar. Te proporciona tiempo y espacio para cuidarte, respirar y concentrarte en nadie más que en ti.

NUNCA ES DEMASIADO TARDE NI DEMASIADO PRONTO

Tal vez te estés preguntando cuál es la mejor edad para empezar con el yoga facial. ¡La respuesta es la edad que tienes ahora mismo! Los beneficios de empezar a una edad temprana se traducen en que puedes usarlo para prevenir signos de envejecimiento y contar con una maravillosa serie de técnicas que aplicar a lo largo de la vida. Comenzar con más edad también es genial. Nunca es demasiado tarde para fortalecer un músculo, mejorar el tono del cutis o estimular la circulación. Y siempre es un buen momento para relajar la mente, tener un cuerpo saludable e integrar en tu vida las técnicas de bienestar.

Mis clientes más longevos son una famosa actriz de noventa y dos años y un grupo de residentes en una comunidad de jubilados entre los noventa y uno y los noventa y cinco años. Todos disfrutan encontrando una manera de contribuir a que su piel tenga un aspecto más fresco y luminoso. Además, les gusta el hecho de poder hacer yoga facial sentados en una silla, vestidos como les apetezca, ¡divirtiéndose muchísimo además! Algunos estudios han demostrado que el mimo que conlleva el masaje tiene efectos beneficiosos para el bienestar de los mayores.

RESULTADOS

Los resultados de practicar yoga facial varían mucho realmente de una persona a otra. Son varios los factores que desempeñan un papel en la inmediatez de los resultados, como son genes, edad y estilo de vida. La manera para que TODO EL MUNDO obtenga resultados es practicarlo a diario. No me cansaré de repetirlo. La regularidad en la práctica es el principal factor a la hora de ver un rostro más terso, firme y saludable.

En cuanto practiques tu primera sesión de yoga facial podrás notar la diferencia: los resultados de los ejercicios de fortalecimiento en tus músculos, la tensión desvaneciéndose y un calor en tu rostro gracias al aumento de flujo sanguíneo en la piel.

Con la práctica diaria, es posible que adviertas una diferencia notable en tu cutis en cuestión de una semana. La mayoría de gente advierte cambios en cosa de un mes. Puedes descubrir que te lleva entre seis y ocho meses ver resultados significativos. Recomiendo sin reservas que te hagas un foto «previa» de ti misma al inicio de la práctica y luego vayas tomando fotos semanales durante un año. Constituye un modo excelente de ver los cambios positivos.

¿PUEDE PERJUDICAR A MI PIEL HACER YOGA FACIAL?

El yoga facial es una manera muy segura y eficaz de tener una piel saludable. Algunas personas han sugerido que puede provocarte arrugas, pero esta es una consecuencia de muchos vídeos colgados en Internet que sirven de bien poco. Tales imágenes muestran a gente haciendo algo que llaman «yoga facial» pero que en realidad no es más que mover el rostro en cualquier dirección que les venga en gana o estirar la piel con brusquedad del modo incorrecto. Mi método no funciona así, por tres motivos.

En primer lugar, estás trabajando los músculos del rostro de un modo lento y controlado que garantiza alcanzar las tres capas de la piel y los músculos al unísono unos con otros. Mientras lo haces, compruebas que no se formen ni arrugas ni pliegues en ninguna parte de la piel.

Segundo, estás aplicando masajes muy delicados, ligerísimos, o bien estás pellizcando el músculo, abarcando todas las capas de la piel. Esto no implica tirones ni nada forzado.

Tercero, estás enseñando al rostro a relajarse. Una de las principales razones de que salgan líneas de expresión es repetir gestos faciales una y otra vez. El Método de Yoga Facial Danielle Collins te prepara para aprender a relajar los músculos y liberar la tensión y presión, lo que tal vez te haga levantar o estirar una ceja, por ejemplo. Esta contención del rostro es una manera estupenda de prevenir líneas de expresión e incluso puede empezar a suavizar y reducir las arrugas.

CUÁNDO PRACTICAR YOGA FACIAL

En realidad no importa a qué hora del día practiques yoga facial, pero si consigues dar con una rutina, una hora regular cada día que te vaya bien, será más fácil que lo hagas a diario.

A menudo la gente me pregunta cuándo practico yoga facial. Mi rutina principal suele ser por la noche. Me va mejor, ¡sobre todo porque tengo niñas pequeñas y por las mañanas vamos a todo correr! Lo practico en la cama antes de irme a dormir, o bien delante de la tele o viendo una peli, o también mientras me doy un baño.

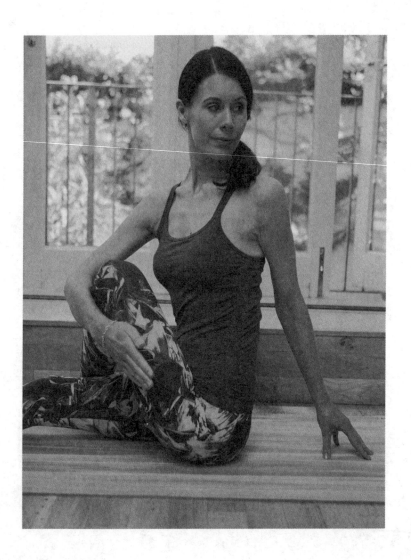

LA PALABRA «YOGA» EN «YOGA FACIAL»

¿Y cómo es que decidí utilizar la palabra «yoga» en el Método de Yoga Facial Danielle Collins, en vez de llamarlo, por ejemplo, «ejercicio facial»?

Yoga significa «unión», y mi método es una unión de técnicas en varios sentidos. También incluye muchos elementos de bienestar, cuidado personal y estilo de vida holístico, todos los cuales constituyen una parte importante del yoga.

Parte de mi formación inicial fue como profesora de yoga, y eso tuvo una gran influencia en el Método de Yoga Facial Danielle Collins.

El yoga facial se basa, de hecho, en la práctica del yoga tradicional, pero esta parte no llegó a Occidente durante los años sesenta y setenta con el resto de movimientos corporales más físicos. Muchos aspectos de mi método provienen de filosofías y terapias orientales. Tiene un toque moderno, pero incorpora elementos del yoga tradicional como respiración, meditación y concentración, así como actitud positiva, postura adecuada y vivir el momento con plenitud.

SEGURIDAD

En lo referente a seguridad, la primera cuestión que quiero destacar consiste en escuchar tu rostro, tu cuerpo y tu mente. Si alguna vez sientes algún tipo de molestia o dolor, o si tu intuición te dice que algo no te va bien, hazle siempre caso. Es buena idea pararse y descansar, saltarte una técnica o hacer menos repeticiones. Si sufres alguna enfermedad o afección de la piel, por favor, consulta siempre a un médico antes de iniciar esta práctica. El yoga facial es sencillo, cuidadoso y eficaz, pero tú eres única; por lo tanto, descubre qué es lo mejor para ti. No debería suponer ninguna tensión en ninguna zona de la cara, más allá de la sensación de haber «ejercitado» cierto músculo tras una sesión intensa. Explora con constancia tu rostro por si hubiera tensión, y elimina la que encuentres. Emplea además un espejo, no deberías crear ninguna línea de expresión al practicar el yoga facial. Si adviertes algo, ajusta mejor el ejercicio, tómatelo con calma o emplea los dedos para calmar la zona.

TUS CONSEJOS ESPECIALES DE YOGA FACIAL

1 Lávate siempre las manos antes de empezar para así evitar que las bacterias se propaguen.

2 Desmaquíllate y aplica una pequeña cantidad de algún sérum hidratante a base de plantas. Aplica un poquito menos de lo habitual, para que los dedos no resbalen.

3 Hazte fotos semanales, laterales y de frente, y así podrás constatar los cambios.

4 Quítate las gafas o las lentillas si eso contribuye a que te sientas más cómoda.

5 Emplea un espejo para buscar cualquier tensión o líneas de expresión, y alísalas conscientemente.

6 Adopta una buena postura en todo momento.

7 Diviértete con las técnicas. ¡No pasa nada por reírse!

8 Respira hondo por la nariz, permitiendo que el abdomen ascienda y descienda. Permite que la exhalación sea más larga que la inspiración.

9 Sigue un estilo de vida saludable para conseguir buenos resultados.

10 Conoce tu rostro y aprende a relajarte para no crear líneas de expresión durante tu vida cotidiana.

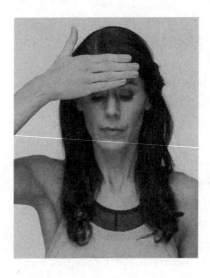

PARA PREVENIR Y REDUCIR LAS LÍNEAS DE LA FRENTE

EL TOQUE EN LA FRENTE

----

1 Puedes empezar el ejercicio tanto con los ojos abiertos como cerrados, lo que te resulte más cómodo.

2 Coloca la palma de la mano sobre el lado derecho de tu frente. Ejerce presión o da un «toque» en la frente, desplazando la mano gradualmente hacia la izquierda, para luego regresar hacia la derecha.

3 Empieza con un toque por segundo, y luego baja progresivamente a un toque cada diez segundos. Realiza el ejercicio durante un minuto.

* BENEFICIOS

Relajar el músculo frontal de tu cabeza significa menos tensión. El ejercicio mejora además la circulación, manteniendo la piel fresca y resplandeciente.

* CONSEJO ESPECIAL

Practica también este ejercicio aguantando la frente inmóvil mientras abres mucho los ojos: una gran manera de evitar las líneas de expresión.

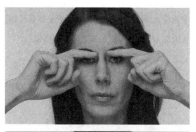
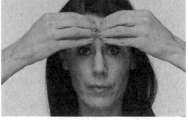

EL ESTIRAMIENTO DE CEJA

----

1 Coloca tus dos dedos índices bajo las cejas. Cierra los ojos muy lentamente y aguanta así diez segundos. Repite dos veces más. Deberías sentir un temblor en la parte superior de los párpados.

2 Aparta las manos de las cejas y coloca todos los dedos en medio de la frente. Separa con mucha delicadeza los dedos deslizándolos hacia las sienes y luego, levántalos. Mantén los ojos abiertos sin alzar las cejas. Repite los pasos cada 30 segundos.

✳ BENEFICIOS

Los músculos de la frente trabajan contra la resistencia del dedo, ayudando a desarrollar fuerza y tono.

✳ CONSEJO ESPECIAL

Al tratarse de un ejercicio que te exige levantar las cejas, conviene que vaya seguido de un masaje en la frente para garantizar que el músculo frontal quede relajado tras el ejercicio.

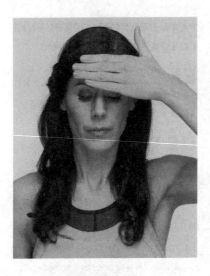

PARA REDUCIR Y PREVENIR LAS LÍNEAS ENTRE LAS CEJAS

LA MARIPOSA

----

1 Emplea el dedo índice, el corazón y el anular de ambas manos para alisar la zona entre las cejas. Aparta las manos entre sí y, cuando lleguen al nacimiento del pelo, baja la vista y aguanta diez segundos.

2 Lleva los dedos de regreso a la posición inicial y repítelo dos veces más.

3 Ahora vuelve a hacer el mismo ejercicio (3 tandas de 10 segundos) pero con los ojos abiertos del todo, asegurándote de no alzar las cejas.

✳ BENEFICIOS

La acción del masaje ayuda a aliviar la tensión en el músculo prócer que discurre entre tus cejas, previniendo la formación de líneas de expresión.

✳ CONSEJO ESPECIAL

Intenta no tirar demasiado de la piel durante el ejercicio.

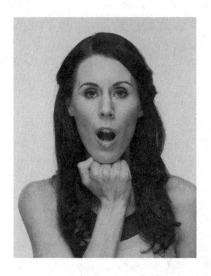

LA PENSADORA

----

1 Cierra la mano y colócalo bajo tu barbilla, empujando levemente hacia arriba.

2 Abre y cierra la boca treinta veces mientras continúas empujando ligeramente con la mano hacia arriba. Deberías mantener la barbilla paralela al suelo.

3 Ahora, aguanta con la boca abierta y, poco a poco, cubre los dientes con los labios. Aguanta 30 segundos.

✳ BENEFICIOS

Con esta técnica trabajas el tono y fortalecimiento de muchos de los músculos inferiores del rostro, haciendo actuar al puño como resistencia para ejercitar los músculos de la zona inferior de la mandíbula.

✳ CONSEJO ESPECIAL

Si te resulta más cómodo, puedes apoyar el codo sobre una mesa.

Estoy en paz

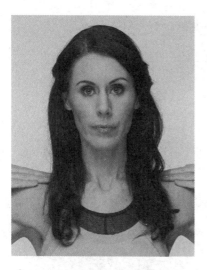

AFLOJA LOS HOMBROS

----

1 Ponte las manos en los hombros y empieza a hacerlos rotar hacia atrás, lentamente, quince veces, echando los hombros para atrás cuanto puedas sin que te resulte incómodo.

2 Luego, hazlos girar hacia adelante quince veces.

✳ BENEFICIOS

Este ejercicio ayuda a aliviar la rigidez en los hombros y la tensión muscular, reduciendo y previniendo molestias. También puede ayudar a mejorar la postura, así como a disminuir y prevenir la presión sobre el cuello.

✳ CONSEJO ESPECIAL

Practica este ejercicio sobre todo si pasas horas ante el ordenador, antes de que aumenten las molestias.

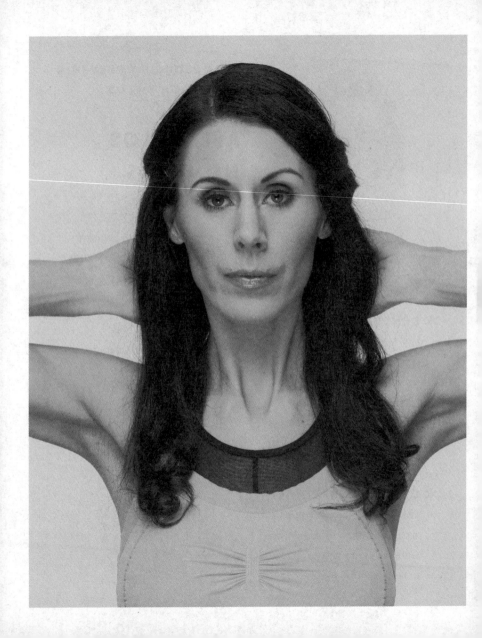

APRIÉTATE EL CUELLO

----

1 Coloca los cuatro dedos de ambas manos en la nuca, apretando con delicadeza los músculos situados a ambos lados de la columna. Inclina la cabeza hacia atrás para que los dedos presionen un poco más a fondo sobre los músculos. Pon la cabeza de nuevo en su postura inicial y repite, despacio y con control. Hazlo treinta veces en total.

2 Luego, con las manos en la misma posición, inclina la cabeza hacia atrás y aguanta así, moviendo un poco los dedos, tal vez dando incluso pequeños masajes circulares. Déjate llevar por la intuición para aliviar el cuello de tensión.

✳ BENEFICIOS

Masajear los músculos del cuello puede aliviar la tensión, el estrés e incluso dolores ahí localizados. A corto plazo contribuye a que el cuello esté más cómodo, pero a la larga también puede ayudar a prevenir la tensión, no solo en el cuello, sino también en mandíbula y mejillas.

✳ CONSEJO ESPECIAL

Si te duelen los brazos, relájalos durante un rato y álzalos de nuevo cuando vuelvas a estar lista.

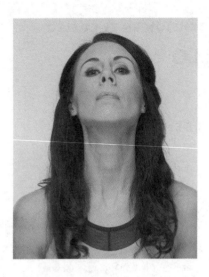

TÓNICO PARA EL «CUELLO DE PAVO»

----

1 Inclina cuanto puedas la cabeza hacia atrás sin que te resulte incómodo. Cierra los labios suavemente. Repetidamente, lleva la punta de la lengua al paladar y vuelve a bajarla. Hazlo sesenta veces durante un minuto.

✳ BENEFICIOS

El movimiento repetido de la lengua ejercita la zona situada bajo la barbilla, estirando la piel flácida mientras practicas.

✳ CONSEJO ESPECIAL

Es un ejercicio bastante fuerte; por lo tanto, tal vez sea buena idea empezar con 30 segundos y aumentar a medida que te sientas más preparada.

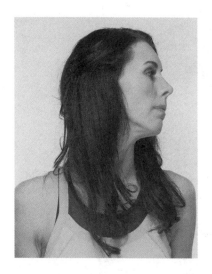

EL PÁJARO

----

1 Vuelve la cabeza e inclínala levemente hacia atrás. Sube repetidamente la punta de la lengua hacia el paladar y luego bájala repitiéndolo durante treinta segundos.

2 Vuelve al centro y repite el ejercicio en el otro lado.

✳ BENEFICIOS

La combinación del movimiento de la lengua con la inclinación del cuello fortalece los músculos tanto del cuello como de la mandíbula, reafirmando y estirando la piel flácida de esa zona.

✳ CONSEJO ESPECIAL

Asegúrate de que la barbilla apunta ligeramente hacia el techo durante este ejercicio.

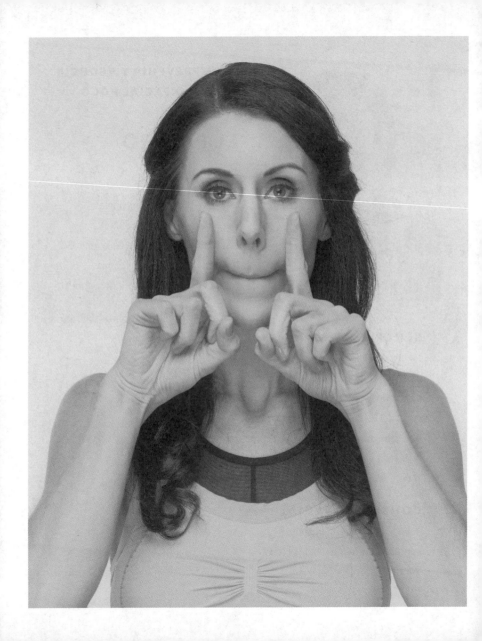

EL LABIO HACIA DENTRO

----

1 Aprieta los labios metiéndolos hacia dentro (de modo que no los veas al mirarte en un espejo). Levanta levemente las comisuras de los labios, con cuidado de hacerlo del mismo modo en ambos lados.

2 Emplea tus índices para alisar la piel contigua a la boca y la que está debajo. Aguanta durante un minuto, o menos si al principio te parece demasiado.

✳ BENEFICIOS

Este ejercicio fortalece los músculos de las mejillas a ambos lados del rostro y levanta y tonifica los músculos de la boca. Contribuye a que el rostro se acostumbre a emplear ambos lados de igual modo, lo que ayuda a corregir cualquier desequilibrio que pueda desarrollarse en la vida diaria.

✳ CONSEJO ESPECIAL

Un espejo es de gran ayuda en esta técnica para comprobar que tuerces las comisuras de los labios de igual manera y que estás alisando suficientemente la piel de la parte inferior del rostro.

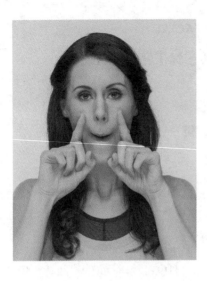

PARA CORREGIR LAS MEJILLAS CETRINAS Y ESTIRAR LA PARTE INFERIOR DEL ROSTRO

ESTIRAMIENTO DE MEJILLA Y MANDÍBULA

----

1 Cubre los dientes con los labios y esboza una forma sonriente, levantando las comisuras de los labios hacia arriba de manera que notes el trabajo en tus mejillas.

2 Emplea tus índices para alisar la piel en la zona de las mejillas y crear cierta resistencia. Mantenlos así durante treinta segundos, descansa y repite el proceso otra vez, aguantando en total un minuto.

✻ BENEFICIOS

Este es un ejercicio que fortalece, estira y tonifica los músculos en torno a la zona de mejilla y mandíbula.

✻ CONSEJO ESPECIAL

Aunque no tengas mejillas cetrinas, se trata de una técnica maravillosa para estirar toda la zona de las mejillas y la mandíbula.

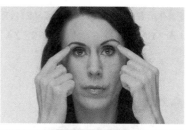

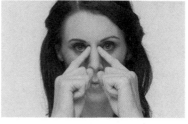

DESHINCHANDO EL OJO

----

1 Coloca tus índices justo en los extremos de las cejas situados junto a la sienes, y luego pasa los dedos con suavidad bajo los ojos y haz una pausa de diez segundos en la esquina interior, junto al lagrimal, apretando este punto de acupresión.

2 Continúa describiendo una curva bajo el ojo y regresa una vez más a este punto interior de acupresión, deteniéndote aquí durante diez segundos cada vez. Sigue con el masaje durante un minuto.

✳ BENEFICIOS

Este ejercicio ayuda a estimular el drenaje linfático en torno a la zona del ojo y a reducir la hinchazón y la retención de líquidos.

✳ CONSEJO ESPECIAL

Es fundamental que el contacto sea leve. Asegúrate de no tirar de la piel en ningún momento. Hacerlo con suavidad será más eficaz para el drenaje linfático y para no dañar tu delicada zona ocular.

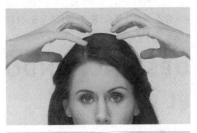

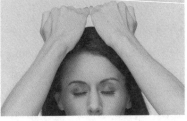

CABEZA AHUECADA

----

1 Coloca las puntas de todos tus dedos, incluidos los pulgares, sobre la cabeza. Presiona y aprieta, y luego levanta los dedos con un movimiento súbito. Repítelo desplazando los dedos a diferentes puntos de la cabeza durante treinta segundos en total.

2 Coloca luego las palmas sobre la cabeza y relájalas ahí. Cierra los ojos inspirando y exhalando profundamente por la nariz. Visualiza cómo se desvanece la tensión.

✳ BENEFICIOS

Se trata de un ejercicio que ayuda a aliviar la tensión en tu cabeza y estimula sensaciones relajadas gracias a este contacto reparador y a la respiración profunda.

✳ CONSEJO ESPECIAL

Sigue tu intuición a la hora de aplicar el masaje. Si sientes necesidad de ahondar más o masajear con movimientos circulares, adelante, buena idea.

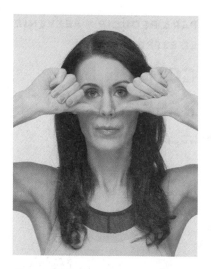

LA LIMPIEZA DE LOS SENOS NASALES

----

1 Coloca los pulgares en el punto de acupresión que tenemos a ambos lados de las ventanas de la nariz; notarás una leve hendidura. Aguanta ahí durante treinta segundos.

2 Desliza los pulgares hacia arriba y hacia fuera, deteniéndote antes de alcanzar la piel de la delicada zona ocular. Levanta los pulgares y luego vuelve a colocarlos en la posición inicial para continuar con este masaje durante treinta segundos en total.

✳ BENEFICIOS

Este ejercicio estimula un punto de acupresión reconocido por proporcionar alivio a problemas en los senos nasales, calmando tensión y dolor, y contribuyendo a expulsar mucosidad bloqueada. También proporciona unas mejillas saludables y resplandecientes.

✳ CONSEJO ESPECIAL

Inspira profundamente por la nariz varias veces para limpiar un poco más los senos.

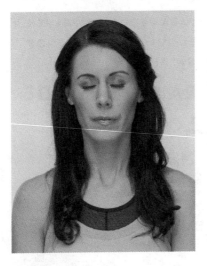

CONTÉN LA RESPIRACIÓN

----

1 Inspira por la nariz y permite que tu abdomen se infle. Haz una pausa de un par de segundos. Exhala por la nariz, prolongando la exhalación un poco más que la inspiración. Haz una pausa de un par de segundos.

2 Repite la secuencia durante un minuto, reteniendo el aire tanto como puedas pero sin forzarte.

✳ BENEFICIOS

Esta técnica propia del yoga ayuda a ralentizar tu respiración, contribuyendo también a un estado más sosegado. Múltiples estudios demuestran los beneficios de este tipo de respiración profunda, que alivia el estrés y la ansiedad y levanta el ánimo.

✳ CONSEJO ESPECIAL

Asegúrate de mantener el rostro totalmente relajado durante este ejercicio.

Soy feliz

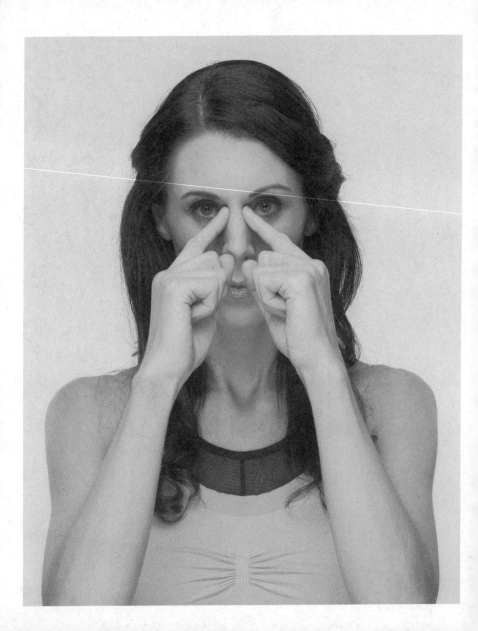

ACUPRESIÓN EN LA ESQUINA INTERIOR DEL OJO

----

1 Coloca tus índices en la esquina interior de cada ojo, en el extremo superior de la nariz, donde hallamos una hendidura natural. Aprieta suavemente aquí, respirando hondo, y aguanta durante treinta segundos.

2 A continuación, masajea durante quince segundos describiendo un círculo en una dirección y luego en la otra otros quince más.

✳ BENEFICIOS

La acupresión se ha venido usando durante miles de años, y está demostrada su eficacia para reducir el estrés y la ansiedad, así como para mejorar el sueño. La esquina interior del ojo suele retener mucha tensión, y por lo tanto resulta muy relajante apretar y masajear este punto. Combinado con profundas inspiraciones y exhalaciones por la nariz, constituye una técnica maravillosa si se usa antes de acostarse.

✳ CONSEJO ESPECIAL

Esta técnica también es estupenda para reducir la tensión ocular, y puede aliviar la tensión por dolor de cabeza.

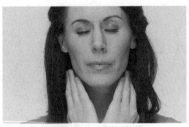

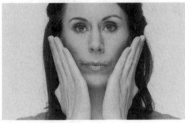

EL PRÁCTICO ESTIRAMIENTO DE CARA

----

1 Empieza apoyando las manos en el cuello durante veinte segundos. Permite que el calor de las manos relaje los músculos del cuello mientras inspiras y exhalas profundamente por la nariz, visualizando cómo se desvanece la fatiga.

2 Luego, empieza a acariciar las mejillas empleando los dedos y las palmas hacia arriba. Hazlo durante veinte segundos, con cuidado de no tirar de la piel.

3 Repite lo mismo en la frente, con un movimiento ascendente de manos durante veinte segundos.

✳ BENEFICIOS

Esta técnica ayuda a que te sientas más despierta y enérgica. También estimula una mejor circulación en el rostro, ayudando a que la piel no tenga un aspecto tan cansado.

✳ CONSEJO ESPECIAL

Este ejercicio funciona especialmente bien tras aplicar un producto hidratante, un sérum o un aceite, pues contribuye a su mejor penetración en la piel.

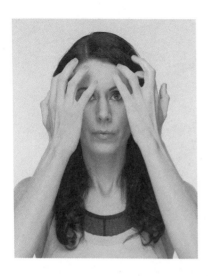

LOS TOQUES EN EL ROSTRO

----

1 Empleando las puntas de todos los dedos, empieza a dar toques en tu frente durante veinte segundos.

2 A continuación, da unos toques en mejillas, boca y zona de la mandíbula durante otros veinte segundos.

3 Para acabar, haz lo mismo en el cuello durante veinte segundos más.

✳ BENEFICIOS

Esta técnica puede dar un aspecto más radiante y saludable a tu rostro de forma instantánea debido al aumento de flujo sanguíneo hacia la capa superior de la piel. Además, libera la tensión acumulada en tus músculos.

✳ CONSEJO ESPECIAL

Hazlo nada más levantarte para empezar el día con un brillo saludable.

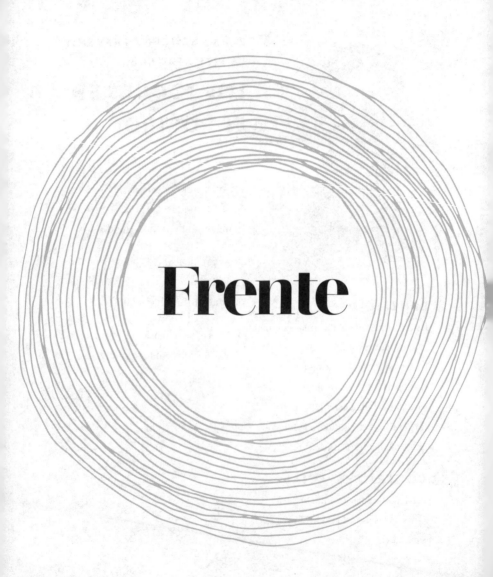

Frente

Una de las principales razones de que nos salgan líneas y arrugas profundas en la frente son nuestras expresiones faciales. Alzar las cejas y fruncir el ceño a diario, incluso cada hora, significará que la piel empiece a arrugarse y plegarse. La capacidad de nuestra piel para recuperarse de las expresiones disminuye a medida que envejecemos y perdemos colágeno y elastina. El yoga facial aplicado a la zona de la frente es un modo estupendo de ayudar a resolver este problema.

Prestar atención a nuestra frente, así como usar técnicas de relajación, son métodos fundamentales para evitar las líneas de expresión. Tanto si ya tienes líneas en esta zona como si quieres trabajar para prevenirlas, las siguientes técnicas te serán de ayuda.

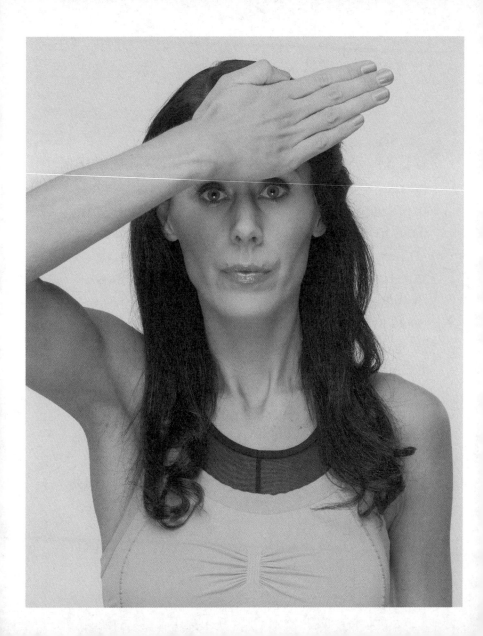

LA FRICCIÓN CON LA PALMA

----

1 Para empezar, comprueba que tu frente está completamente relajada y que no levantas las cejas. Puedes tener los ojos abiertos o cerrados, como prefieras.

2 Coloca la palma de la mano en medio de la frente y deslízala hacia un lado. Luego levántala y coloca la otra palma, deslizando esta mano en el sentido contrario.

3 Sigue así durante un minuto, alternando las manos con cada pasada, teniendo cuidado de no tirar demasiado de la piel.

✳ BENEFICIOS

Este masaje es excelente para relajar la tensión en el músculo frontal. Al relajarlo es menos probable que crees líneas de expresión en tal área o que sufras dolores de cabeza producidos por la tensión. La acción del masaje resulta excelente también para mejorar la circulación, lo cual sirve para iluminar tu piel.

✳ CONSEJO ESPECIAL

Tómate un momento para fijarte en cómo sientes los músculos en tu frente una vez que han quedado del todo relajados. Luego, en algunos momentos del día, comprueba si sigues manteniendo esta relajación. Si no fuera así, tómate un minuto para practicar la fricción con la palma.

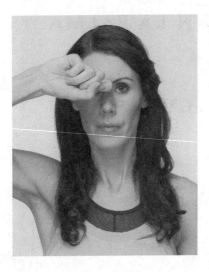

SUAVIZANDO LA LÍNEA DEL CEÑO

----

1 Forma unos pequeños ganchos con los dedos índices. Luego, usando los nudillos, haz unas suaves pasadas ascendentes por el músculo prócer localizado entre las cejas. Empieza desde la pequeña hendidura en lo alto de la nariz y sigue con movimientos ascendentes hasta el nacimiento del cabello en lo alto de la frente. Continúa con el masaje, moviendo la mano solo en dirección ascendente. Hazlo durante un minuto.

✳ BENEFICIOS

Friccionar esta zona contribuye a que se relajen los músculos situados entre las cejas, lo cual significa menos probabilidades de fruncir el ceño, reduciendo por lo tanto las líneas de expresión. También ayuda a suavizar cualquier línea existente y a iluminar tu piel, ya que renueva el flujo sanguíneo y mejora los nutrientes y el oxígeno que llega a la zona.

✳ CONSEJO ESPECIAL

Sigue tu intuición respecto a cuánta presión aplicar. No interesa apretar tan fuerte como para estirar demasiado la piel, pero tampoco apretar poco. Determina un punto intermedio que te resulte a la vez cómodo y vigorizante.

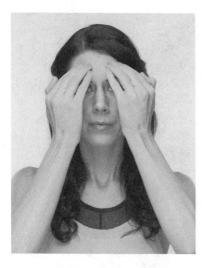

EL PASEO POR LA FRENTE

----

1 Apoya en las cejas el índice, el corazón y el anular de ambas manos, separándolos uniformemente. Aprieta y respira hondo, inspirando y exhalando por la nariz. Mueve los dedos hacia arriba, desplazándolos por la frente un centímetro cada vez, hasta llegar al nacimiento el cabello. Respira hondo y aguanta diez segundos con cada presión. Repite una segunda vez. Este ejercicio debería durar un minuto aproximadamente.

✳ BENEFICIOS

Esta técnica te ayuda a iluminar la zona de la frente y a equilibrar tu mente. El ejercicio aplica presión sobre muchos puntos de acupresión de los que se ha demostrado su efecto beneficioso a la hora de reducir el estrés, el insomnio y los dolores de cabeza producidos por la tensión. La suave presión también ayuda a disminuir los músculos tensos, suavizando por lo tanto las líneas de expresión.

✳ CONSEJO ESPECIAL

Es posible que después del ejercicio adviertas un poco de rojez en la frente. Se debe a que has mejorado el flujo sanguíneo hacia la capa superior de la piel. No aprietes nunca con demasiada fuerza, una presión suave es suficiente para obtener buenos resultados.

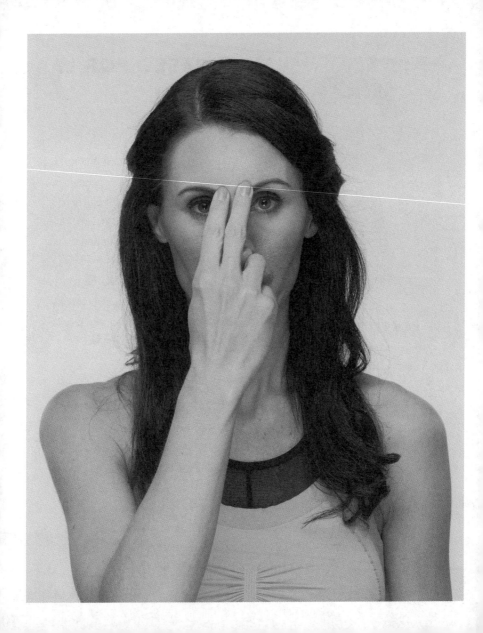

PREVENCIÓN DEL CEÑO

----

1 Coloca el índice y el corazón entre las cejas. Aplica presión sobre el músculo y desliza suavemente los dedos separándolos entre sí. Mantenlos durante veinte segundos.

2 Levanta los dedos y repite dos veces más, de manera que el ejercicio dure un minuto en total.

✳ BENEFICIOS

Este ejercicio es una manera maravillosa de reducir y prevenir las líneas verticales entre las cejas. Estimula el músculo y aumenta la circulación en esta zona. También relaja la tensión muscular, algo que resulta excelente para prevenir las líneas.

Mientras masajeas esta zona estás trabajando con unos cuantos puntos de acupresión que la medicina oriental reconoce por sus efectos para calmar la mente.

✳ CONSEJO ESPECIAL

Este es un ejercicio de lo más calmante y relajante. Para obtener mejores beneficios, cierra los ojos y respira hondo, inspirando y exhalando por la nariz en todo momento.

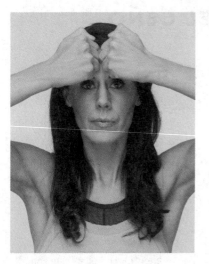

ALISANDO LA FRENTE

----

1 Cierra ambas manos formando dos puños y colócalos en medio de la frente. Desplázalos hacia fuera, separándolos con una ligera presión. Levántalos de la frente y regresa al punto inicial. Continúa así un minuto.

✳ BENEFICIOS

Este ejercicio ayuda a aliviar la tensión en la zona de la frente, reduciendo la tirantez muscular.

✳ CONSEJO ESPECIAL

Mientras lo haces, intenta abrir más los ojos para fortalecer los músculos oculares. Así estarás ejercitando también el abrir los ojos sin levantar las cejas.

Soy
fuerte

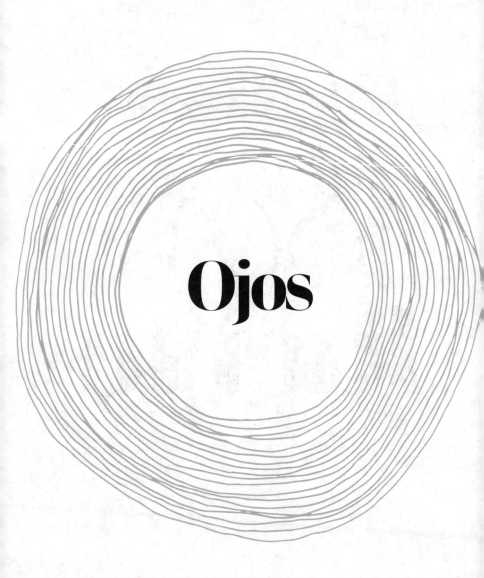

Ojos

La piel de la zona que rodea los ojos, conocida también como área periocular, es diez veces más fina que la del resto de la cara; por consiguiente, es mucho más delicada y proclive a mostrar los signos de la edad. Las líneas pueden formarse como resultado de expresiones tales como sonreír o guiñar el ojo, como consecuencia de alteraciones en el colágeno y la elastina por causas internas y externas, y también debido a frotamientos en la zona al retirarse el maquillaje, o al uso de lentillas, o bien por alergias. El frotamiento vigoroso provoca diminutas roturas en los capilares, con la consiguiente decoloración e hinchazón.

La zona del ojo es propensa a bolsas y ojeras y otras alteraciones, como párpados caídos y ojos hinchados. La piel de esta zona tiende a aparecer deshidratada y a mostrar líneas antes que la de otras áreas de la cara, debido en parte a la menor presencia de glándulas grasas. Los siguientes cinco ejercicios pueden resultar útiles para abordar muchos de estos problemas.

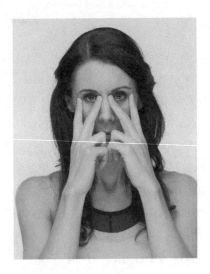

LA MINI «V»

----

1 Coloca el dedo corazón de cada mano en la hendidura natural junto a la esquina interior del ojo, contigua a la nariz. Con una suave presión, dobla ligeramente los dedos índices y colócalos en el rabillo del ojo.

2 Ahora mira hacia arriba y esfuérzate por entrecerrar los ojos, como si movieras los párpados inferiores hacia arriba. Deberías notar una pequeña «pulsación» o «temblor» en el extremo exterior del ojo. Aguanta durante tres segundos y para. Continúa durante un minuto, o menos si lo prefieres.

✳ BENEFICIOS

Este ejercicio fortalece el músculo orbicular de tus ojos y aumenta el flujo sanguíneo, contribuyendo a que la zona ocular tenga un aspecto más terso.

✳ CONSEJO ESPECIAL

Mientras aplicas esta técnica, intenta no estirar la zona entre las cejas ni levantar las mismas. Si no sientes el pulso al principio, no te preocupes, lo notarás con el tiempo.

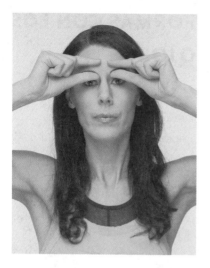

EL ESTIRAMIENTO DE CEJA

----

1 Cógete las cejas entre el índice y el pulgar y apriétalas, empezando por el entrecejo. La intención es sentir el músculo justo debajo de la piel. Aguanta tres segundos y desplázate por las cejas hacia las sienes.

2 Ahora levanta los dedos y vuelve a la posición inicial para repetir el ejercicio. Continúa así un minuto. Si lo encuentras más relajante, puedes cerrar los ojos.

✳ BENEFICIOS

Esta técnica ayuda a reducir la tensión en la zona de las cejas, disminuyendo la posible aparición de líneas de expresión asociadas al estrés. También tiene un efecto temporal de estiramiento del músculo, que resulta más duradero con la práctica regular.

✳ CONSEJO ESPECIAL

Ten cuidado de no alzar las cejas mientras practicas este ejercicio.

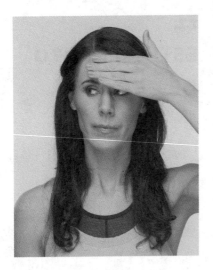

FORMAS CON LOS OJOS

----

1 Coloca una mano sobre la frente aplicando la presión necesaria para no alzar las cejas. A continuación mueve los ojos en círculo, en el sentido de las manecillas del reloj, y luego en sentido contrario. La única parte de tu rostro que se mueve son los ojos.

2 A continuación repite el ejercicio pero entrecerrando los ojos. Empieza mirando hacia arriba, y luego mueve los ojos a la derecha, después hacia abajo y a continuación a la izquierda, para regresar arriba. Repite la secuencia en sentido inverso.

3 Para finalizar, abre los ojos todo cuanto puedas durante diez segundos, sin alzar las cejas. Luego repite todos los movimientos oculares en círculo y los movimientos con los ojos entrecerrados y, una vez más, mantén los ojos abiertos. El ejercicio completo te llevará un minuto.

✳ BENEFICIOS

Esta técnica enseña al ojo a hacer movimientos sin alterar la frente. Conviene practicarla para reducir las expresiones repetitivas que acaban creando líneas de expresión. Además, refuerza el músculo orbicular de los párpados, estirando por consiguiente la zona de los ojos.

✳ CONSEJO ESPECIAL

Es genial hacer este ejercicio cuando notas los ojos cansados o has estado mucho rato frente a la pantalla.

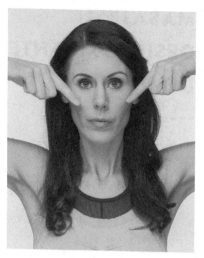

HAZ EL CUERVO

----

1 Para empezar, apoya los lados de tus dedos índices en la parte alta de las mejillas. Con un contacto muy ligero, desliza los dedos hacia arriba en línea diagonal hasta alcanzar el nacimiento del cabello con las puntas de los dedos. Continúa durante treinta segundos.

2 Regresa al punto inicial y aguanta ahí treinta segundos, apretando suavemente.

✳ BENEFICIOS

Este masaje ligero contribuye a exfoliar con suavidad la capa superior de la epidermis, aumentando la renovación celular. Puede llegar a aumentar el grosor de esta piel tan delgada. Además alivia la tensión, reduciendo la posibilidad de que aparezcan líneas de expresión asociadas al estrés.

✳ CONSEJO ESPECIAL

Emplea un gel especial para la zona del ojo o alguna esencia a base de plantas para que los dedos se deslicen con mayor facilidad.

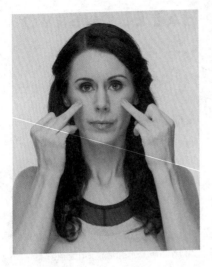

MASAJE DESINTOXICANTE DE OJO

----

1 Empieza dando unos suaves toques bajo los ojos con el dedo anular, desplazándolo hacia el lagrimal.

2 Sin dejar los toques, muévete bajo la ceja en dirección al rabillo del ojo, y luego continúa dando la vuelta por debajo del ojo hacia el lagrimal. Sigue con estos toques ligeros y rápidos durante un minuto.

✳ BENEFICIOS

Facilita el drenaje linfático y mejora el flujo sanguíneo, lo cual puede servir para reducir y prevenir las ojeras y la hinchazón bajo la zona ocular.

✳ CONSEJO ESPECIAL

Es un ejercicio estupendo cuando se practica recién levantada, para reducir cualquier hinchazón creada durante la noche.

Me siento querida

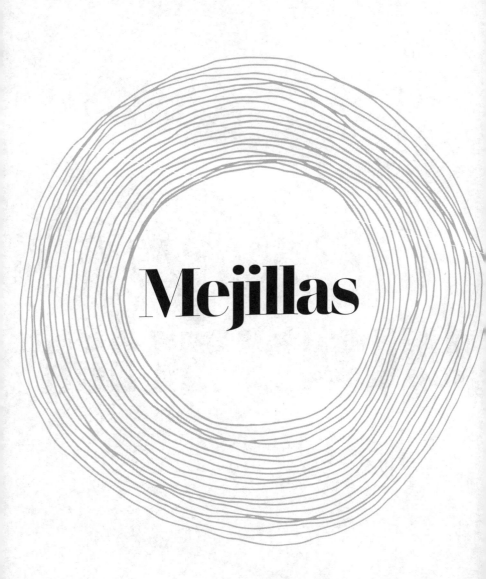

Mejillas

Es importante tomarse un rato a diario para cuidar la zona de las mejillas como parte de tu rutina de yoga facial. A medida que envejecemos, las bolsas de grasa en esta zona tienden a descender y atrofiarse, con el consiguiente aspecto demacrado del rostro. Además, los surcos nasolabiales, que son las líneas que se extienden desde los lados de la nariz hasta las comisuras de los labios, quedan más marcados. Los cambios en la grasa y los huesos también tienen efectos negativos en la zona directamente inferior a los ojos y en torno a la mandíbula.

Aunque no podamos detener del todo estos cambios, sí podemos fortalecer y estirar los músculos bajo la grasa, lo cual aporta a la piel un aspecto más juvenil y firme, actuando como «relleno» bajo la misma. En este capítulo encontrarás dos técnicas para fortalecer y estirar los músculos, además de tres técnicas de masaje que resultan estupendas para obtener una piel revitalizada y resplandeciente.

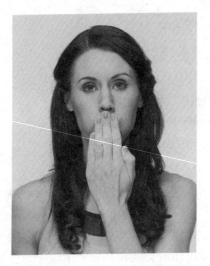

MOFLETES DE HÁMSTER (FORMACIÓN AVANZADA)

----

1 Infla los mofletes llenándolos de aire. Utiliza los dedos de una mano para asegurarte de que la piel de la zona del labio se mantiene tersa. Usa un espejo para comprobar que no frunces la zona de la boca. Pasa el aire de un moflete a otro mientras inspiras y exhalas por la nariz. Hazlo durante treinta segundos, luego descansa unos segundos y repite la operación durante treinta segundos más. Continúa practicando hasta que logres hacerlo durante un minuto completo sin tener que parar el ejercicio a la mitad.

✳ BENEFICIOS

La práctica regular ayuda a fortalecer la zona de la mejilla. Los dedos sobre los labios actúan como resistencia, estimulando el esfuerzo de los músculos.

✳ CONSEJO ESPECIAL

Si es la primera vez que trabajas los músculos faciales, tal vez sientas la necesidad de hacer algunas pausas durante el ejercicio. Si es así, no te preocupes y sigue practicando.

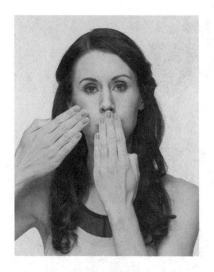

PEZ GLOBO (FORMACIÓN AVANZADA)

----

1 Infla los mofletes llenándolos de aire. Utiliza los dedos de una mano para asegurarte de que la piel de la zona del labio se mantiene tersa. Utiliza un espejo para comprobar que no frunces la zona de la boca. Aguanta el aire por igual en ambos mofletes y emplea la otra mano para dar toques en la mejilla durante treinta segundos y luego en la otra durante otros treinta.

✳ BENEFICIOS

Este es un ejercicio fortalecedor que estira y reafirma las mejillas, y al mismo tiempo constituye un masaje facial vigorizante que mejora la circulación en esa zona.

✳ CONSEJO ESPECIAL

Proponte dar toques abarcando el máximo posible de superficie de mejilla, en vez de quedarte solo en un punto. Utiliza una suave presión en todo momento.

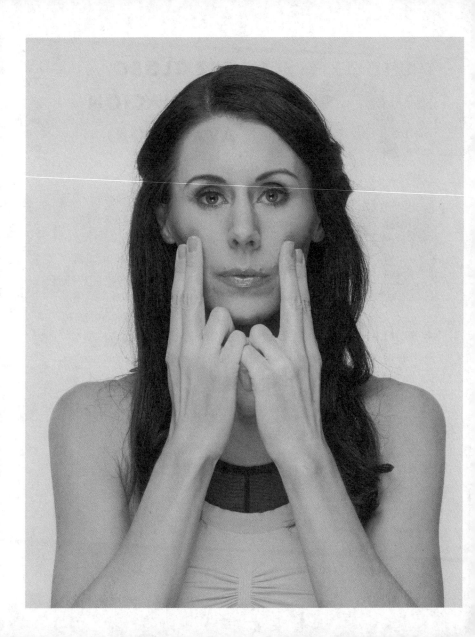

DANDO UN MENEO A LAS MEJILLAS

----

1 Coloca el índice y el corazón bajo los pómulos, justo a los lados de la nariz. Aprieta un poco durante tres segundos justo por debajo de los pómulos. Luego, con una pequeña y rápida sacudida, aparta los dedos, desplazándolos a otro punto para repetir la operación.

2 Siguiendo el contorno del pómulo, asciende con los dedos por la mejilla. Cuando no puedas avanzar más, repite desde el punto inicial, moviéndote solo hacia arriba. Prosigue durante un minuto.

✳ BENEFICIOS

Tras hacer este ejercicio notarás un maravilloso rubor perceptible en tus mejillas, que contribuirá a que tu piel esté resplandeciente y revitalizada.

✳ CONSEJO ESPECIAL

Hazlo cada vez que te notes la piel cansada o apagada para lograr un estímulo vigorizante instantáneo. Funciona especialmente bien por la mañana.

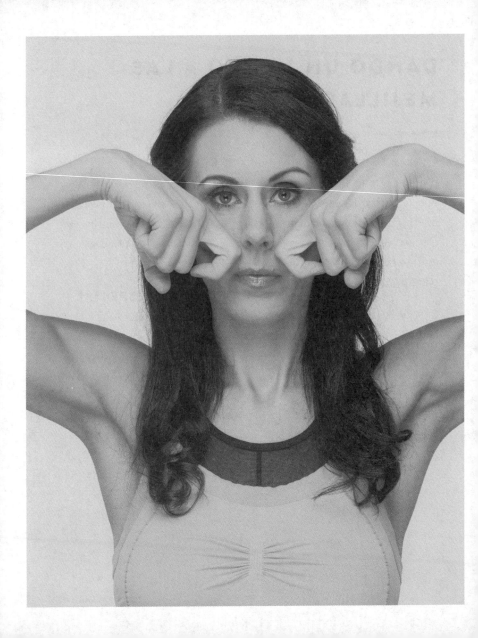

EL GANCHO DEL PÓMULO

- - - -

1 Forma ganchos con los índices. Coloca cada nudillo bajo un pómulo justo al lado de la nariz. Ejerce presión hacia dentro bajo los pómulos y desliza suavemente el nudillo hacia arriba y hacia fuera, siguiendo el contorno del pómulo. Cuando llegues al extremo superior de cada pómulo, repite una vez más, solo con movimientos ascendentes. Continúa durante un minuto.

✳ BENEFICIOS

Este ejercicio resulta excelente para aliviar la tensión en los músculos de las mejillas. Además, ayuda a que tus mejillas tengan un aspecto más luminoso y vigorizado.

✳ CONSEJO ESPECIAL

Utiliza un aceite a base de plantas para que los dedos se deslicen con más suavidad.

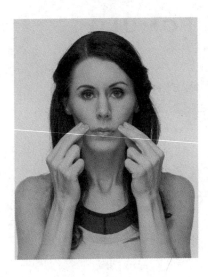

PELLIZCO EN EL LABIO SUPERIOR

----

1 Empleando el dedo índice, el corazón y el pulgar de cada mano, pellizca el área situada a ambos lados de la boca, en las comisuras de los labios.

2 Desplaza los dedos hacia arriba a lo largo de las líneas situadas entre la boca y la nariz, llegando hasta el extremo exterior de las ventanas de la nariz. Vuelve a la posición inicial y repite los pasos, desplazándote hacia arriba. Continúa durante treinta segundos. Luego separa los dedos un centímetro de la boca. Repite el proceso durante treinta segundos.

✳ BENEFICIOS

La acción de estos pellizcos resulta ideal para que la piel de la zona de los surcos nasolabiales se rellene y reafirme.

✳ CONSEJO ESPECIAL

Asegúrate de pellizcar hasta el músculo, en vez de tirar de la piel.

Estoy resplandeciente

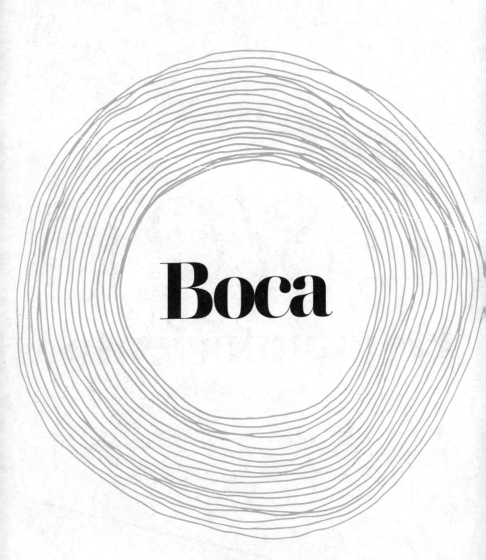

Boca

La zona de la boca muestra los signos del envejecimiento primordialmente de tres maneras. En primer lugar, con la aparición de las pequeñas líneas verticales en torno a los labios conocidas a veces como «líneas de fumador». Segundo, los labios pueden volverse más delgados con la edad; esto también se debe en parte a una producción inferior de colágeno, así como a una reducción del ácido hialurónico y de los niveles generales de hidratación. En tercer lugar, empiezan a marcarse los surcos nasolabiales (entre nariz y boca) y las líneas de marioneta (entre boca y mandíbula).

En este capítulo hay ejercicios como el «Giro con la lengua» y el «Diamante en la boca» que ayudan a fortalecer los músculos del contorno de la boca, sosteniendo y estirando su piel. El ejercicio «Gota de lluvia» es genial para alisar las líneas nasolabiales y las líneas de marioneta, mientras que las dos técnicas de masaje —«Círculos en torno al contorno de los labios» y «Rellenador de labios»— sirven para alisar las líneas de la boca y aportarles firmeza y relleno.

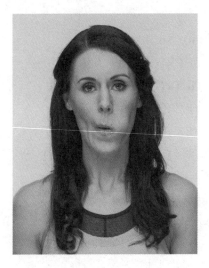

EL GIRO CON LA LENGUA

----

1 Presiona con la lengua la comisura de los labios en un lado de la boca. Luego desplaza la lengua por el contorno de los labios formando un círculo, muy despacio, empujando todo lo posible con la lengua.

2 Desplaza la lengua en dirección contraria. Sigue haciendo giros durante treinta segundos. Luego, relaja por completo la zona de la boca. Permite que cada músculo se libere de toda tensión mientras respiras hondo, inspirando y exhalando por la nariz.

✳ BENEFICIOS

Este ejercicio es adecuado para fortalecer y tonificar el músculo orbicular de la boca, que discurre alrededor de ella.

✳ CONSEJO ESPECIAL

Cuanto más despacio vayas, más notarás que la técnica funciona. No te preocupes si te duele la boca al hacerlo, esto es normal.

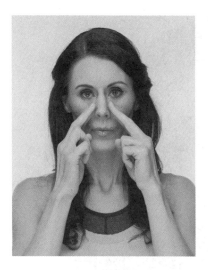

LA GOTA DE LLUVIA

----

1 Con la boca cerrada y relajada, coloca los dedos índices en el extremo de la nariz, tal y como aparece en la imagen. Haz descender los dedos con suavidad pasando junto al extremo de la boca hasta que se junten por debajo, imaginando que dibujas la forma de una gota. Luego, aplicando un poquito más de presión, realiza un masaje ascendente siguiendo la misma línea. Continúa con estos movimientos durante treinta segundos. Luego, forma una «O» con los labios cubriendo los dientes. Realiza durante treinta segundos el mismo masaje.

✳ BENEFICIOS

Esta técnica ayuda a reducir las líneas de la sonrisa entre la nariz y la boca y también a fortalecer el músculo en torno a ella.

✳ CONSEJO ESPECIAL

Aplica una leve presión al descender y aprieta un poco más en el recorrido ascendente de retorno.

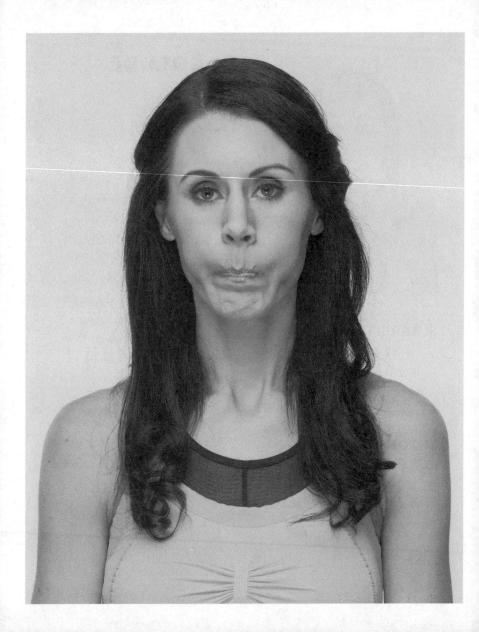

EL DIAMANTE EN LA BOCA

----

1 Después de aplicarte un bálsamo labial, cierra la boca y llena de aire la zona situada encima del labio superior. Aguanta así tres segundos, inspirando y exhalando por la nariz.

2 Desplaza el aire a uno de los mofletes y aguanta tres segundos. A continuación, infla el área situada bajo los labios. Para acabar, infla de aire el otro moflete. Regresa arriba y vuelve a hacer lo mismo pero en sentido contrario. Continúa con esta secuencia durante un minuto.

✳ BENEFICIOS

Se trata de un ejercicio que ayuda a fortalecer los músculos en la zona de la mejilla y la boca, logrando un efecto de estiramiento reafirmante.

✳ CONSEJO ESPECIAL

Si adviertes alguna pequeña línea en torno a tus labios mientras haces el ejercicio, emplea los dedos para dejar la piel tersa.

CÍRCULOS ALREDEDOR DEL CONTORNO DE LOS LABIOS

----

1 Aplícate bálsamo labial. Empleando el dedo índice, masajea el extremo del labio con un movimiento circular. Tras haber descrito tres círculos en cada punto del labio, desplaza el dedo un poco y sigue con los masajes por todo su contorno. Cuando vuelvas a la posición inicial, repite en el otro sentido. Continúa con esta secuencia durante un minuto y aplícate bálsamo labial una vez más al finalizar.

✳ BENEFICIOS

Mejorarás el flujo sanguíneo alrededor de los labios, contribuyendo a que parezcan más tersos y rellenos. También puede ayudar a reducir las líneas en los labios.

✳ CONSEJO ESPECIAL

Tras el ejercicio, prueba a exfoliar los labios antes de aplicar el bálsamo labial. Utiliza un exfoliador comercial o bien una mezcla de aceite de oliva y azúcar en pequeñas cantidades.

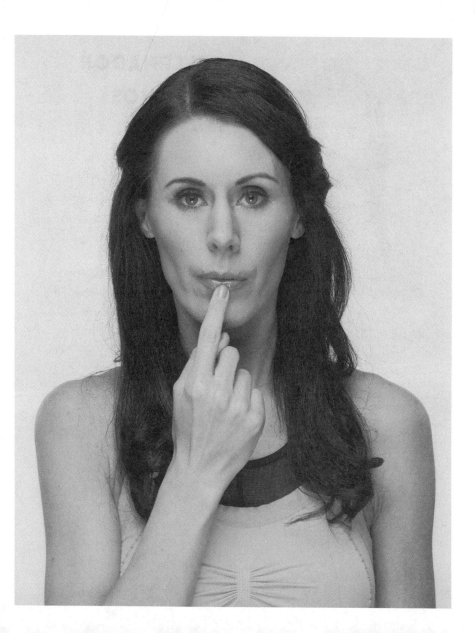

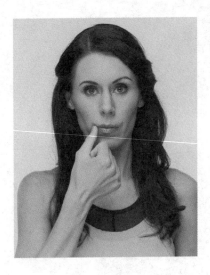

RELLENADOR DE LABIOS

----

1 Aplícate bálsamo labial. Coloca el pulgar en la zona donde el labio y la piel se unen. Con unas rápidas sacudidas, mueve el pulgar rodeando por completo ambos labios.

2 Ahora repite en sentido contrario. Emplearás sacudidas hacia abajo en el labio inferior y sacudidas hacia arriba en el superior. Continúa con esta secuencia durante un minuto y vuelve a aplicarte bálsamo.

✳ BENEFICIOS

Este ejercicio ayuda a llevar sangre renovada y oxígeno a la piel y el músculo de la zona labial.

✳ CONSEJO ESPECIAL

Intenta no lamerte los labios durante tu vida cotidiana. Las enzimas de la digestión presentes en la saliva los deshidratan muy deprisa.

Estoy
BELLA
POR
DENTRO
Y POR
FUERA

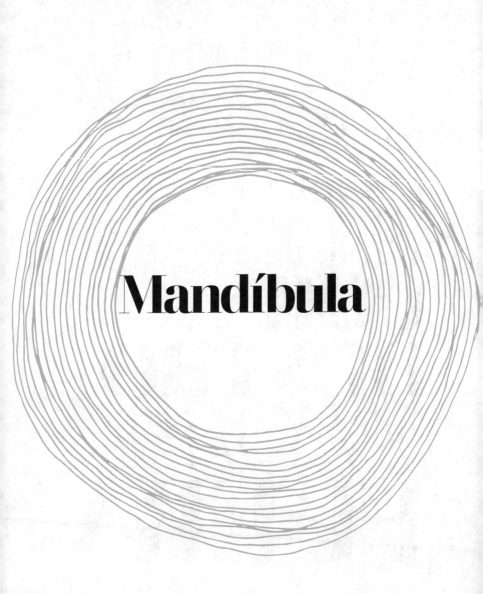

Mandíbula

La zona de la mandíbula a menudo acumula estrés y tensión. Sin tan siquiera percatarnos, podemos estar apretándola y cerrando la boca, lo cual provoca tensión e incomodidad en el músculo masetero (que juega un papel importante en la masticación) o que rechinen los dientes, pudiendo también implicar trastorno temporomandibular (TTM, que puede provocar dolor en la articulación de la mandíbula y en los músculos que controlan el movimiento de la misma) e incluso dolores de cabeza. La piel de la zona de la mandíbula también suele perder firmeza y descolgarse con la edad, provocando un cuello flácido —lo que a menudo se denomina «cuello de pavo»— y un óvalo facial poco firme. Con el exceso de grasa, la zona de la mandíbula puede perder definición. Como solución específica para estos problemas, existen algunos ejercicios muy prácticos (los encontrarás en el capítulo «El yoga facial y tú»), pero considero que las cinco técnicas expuestas a continuación resultan maravillosas para aliviar la tensión, mejorar la calidad de la piel y estirar la zona de la mandíbula.

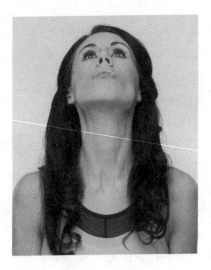

CONTROLA LOS MORRITOS

----

1 Inclina la cabeza hacia atrás todo cuanto puedas sin dejar de sentirte cómoda y sin forzar el cuello. Forma un «puchero» con los labios, empujándolos hacia fuera pero sin apretarlos tanto como para que aparezcan líneas a su alrededor. Aguanta así treinta segundos. Luego, abre y cierra la boca de forma continuada durante treinta segundos.

✳ BENEFICIOS

Te ayudará a fortalecer y tonificar muchos de los músculos de la parte inferior de la cara, lo cual puede servir para estirar y reafirmar la piel asociada a ellos.

✳ CONSEJO ESPECIAL

Asegúrate de estar abriendo la boca por igual en ambos lados; lo apreciarás palpando la zona de la mandíbula o mirándote en un espejo.

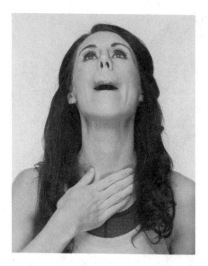

PRESIÓN SOBRE LA CLAVÍCULA

----

1 Inclina la cabeza hacia atrás todo cuanto puedas sin que te resulte incómodo y cúbrete los dientes con los labios. Mientras estás así, forma una sonrisa con la boca, notando cómo se elevan las mejillas. Lleva una mano a la clavícula para ofrecer resistencia y estimular el esfuerzo de los músculos. Aguanta en esta posición durante treinta segundos. Haz una pausa y repite durante otros treinta segundos. Si adviertes que se crea alguna línea en tus mejillas, retira la mano de la clavícula y céntrate en dejar tersa la piel a ambos lados de tu cara con ayuda de las manos.

✳ BENEFICIOS

Esta técnica resulta genial para tonificar toda la mandíbula, el cuello y los pómulos. Con la práctica lograrás tonificar y estirar la piel flácida situada debajo de la mandíbula y estirar la piel del cuello.

✳ CONSEJO ESPECIAL

Emplea en este caso la conexión con el «músculo mental». Concéntrate en fortalecer y tonificar los músculos. Tus pensamientos deberían repetir: «fuerte, pero relajada».

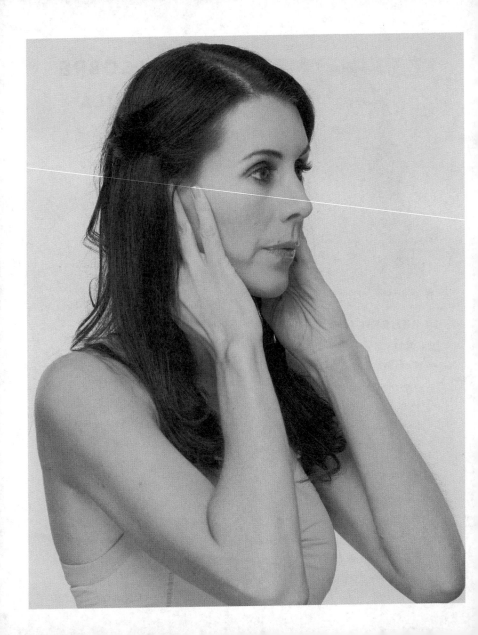

LA PEINETA EN LA OREJA

- - - -

1 Coloca el dedo anular y el meñique de ambas manos delante de cada oreja, y el medio y el índice detrás.

2 Con una suave presión, pasa los dedos por todo el cuello con un movimiento descendente. Hazlo durante un minuto.

✳ BENEFICIOS

Esta técnica es fantástica para drenar el exceso de linfa del rostro —que puede provocar hinchazón y un tono apagado de piel— y llevarlo hacia los nódulos linfáticos de la clavícula. Resulta también un masaje muy calmante y reparador que ayuda a mantener más relajada la zona de la mandíbula.

✳ CONSEJO ESPECIAL

Es fundamental aplicar un toque muy leve. Los vasos linfáticos se localizan en la capa intermedia de la piel, la dermis, que está más próxima a la superficie que el tejido graso y el músculo. No te interesa apretar con fuerza y sentir el músculo. Realiza pasadas descendentes ligeras y prolongadas.

EL TÓNICO DE MANDÍBULA

----

1 Utilizando los dedos índice, corazón y pulgar de cada mano, empieza a pellizcar con cuidado la línea de la mandíbula en dirección a las orejas. Sigue pellizcando y soltando durante treinta segundos, ascendiendo siempre.

2 Luego, junta los pulgares y colócalos sobre la barbilla en el maxilar. Deslízalos por toda la mandíbula, separándolos. Levanta los dedos cuando llegues a las orejas, y empieza una vez más desde la barbilla. Hazlo durante treinta segundos.

✳ BENEFICIOS

Es un ejercicio excelente para liberar y prevenir la tensión maxilar, ayudando a reducir el dolor en esta zona y el rechinar de los dientes resultado del estrés. Además, contribuye a mejorar el flujo sanguíneo en los músculos, algo que ayudará a que la piel de la mandíbula tenga un aspecto más estirado y firme.

✳ CONSEJO ESPECIAL

Intenta pellizcar alcanzando el músculo para así estimular las tres capas de piel en vez de tirar solo de la capa superior. Cuando deslices los dedos por la mandíbula, procura que el movimiento sea fluido; una gotita de sérum a base de plantas puede ayudar a conseguirlo.

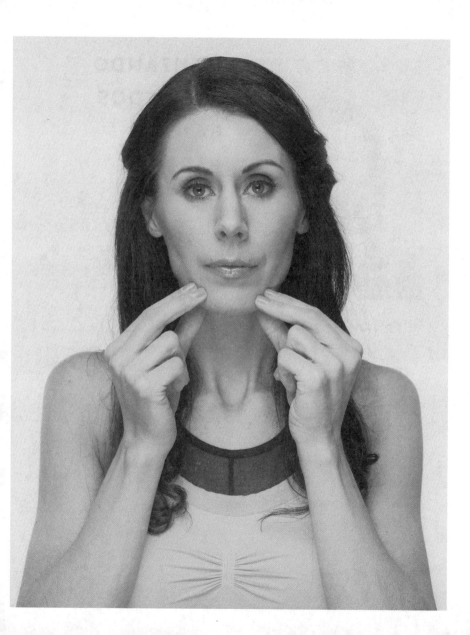

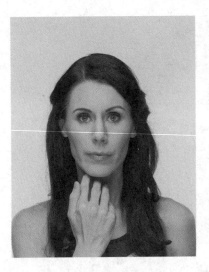

MENEANDO LOS DEDOS BAJO LA BARBILLA

----

1 Empleando el dorso del índice, el corazón y el anular de una mano, da unos toques bajo la zona de la barbilla, ascendiendo por el maxilar hasta el lóbulo de una oreja, y volviendo luego en sentido contrario. Continúa así un minuto, asegurándote de que el resto del rostro está relajado.

✳ BENEFICIOS

Este ejercicio ayuda a iluminar tu piel mejorando la circulación, y también a reafirmar los músculos situados bajo la barbilla.

✳ CONSEJO ESPECIAL

Si quieres estirar la piel del cuello suavemente y trabajar aún más la zona de la mandíbula, puedes inclinar la cabeza levemente hacia atrás.

Estoy llena de dicha

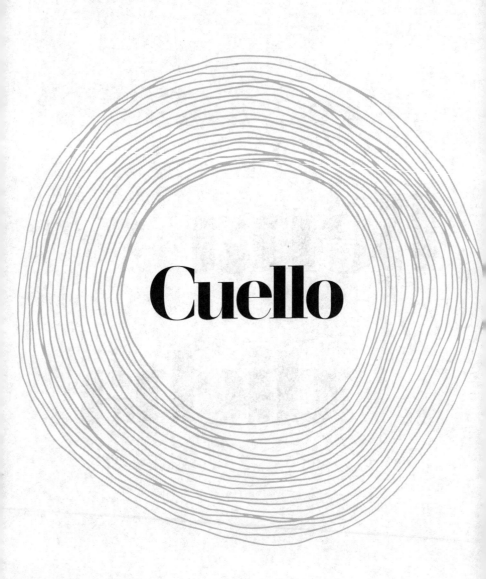

Cuello

La zona del cuello puede envejecer por varias razones. La menor producción de colágeno y elastina es responsable de la flacidez y caída de los músculos, que acusan el peso de la gravedad. Los continuos gestos de bajar la mirada que conlleva consultar repetidamente el móvil pueden provocar líneas y arrugas. A menudo nos olvidamos de la piel más fina del cuello a la hora de aplicar loción limpiadora, hidratación tonificante, exfoliante o protección solar. El cuello es propenso a padecer tensión. Reducirla y prevenirla puede tener beneficios directos en términos de relajación y alivio del dolor, y además puede aliviar la tensión en el resto del rostro, algo conveniente para conseguir un cutis más firme. El hecho de que la zona del cuello acoja algunos nódulos linfáticos fundamentales la convierte en el lugar ideal para realizar un drenaje que ayude al rostro a estar más luminoso. En este capítulo aprenderás una técnica básica de drenaje linfático, así como ejercicios para soltar los hombros y el cuello, una técnica de estiramiento para el cuello y un masaje en esta misma zona.

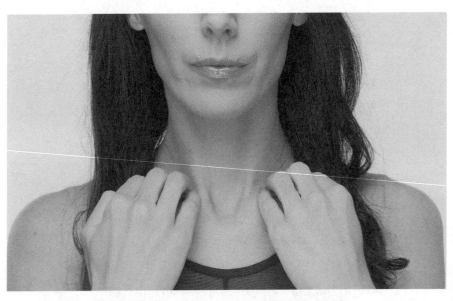

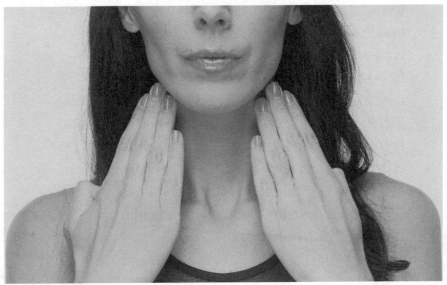

DRENAJE LINFÁTICO DEL CUELLO

- - - -

1 Coloca los cuatro dedos de ambas manos en la hendidura situada justo sobre la clavícula. Aprieta levemente y luego suelta con un movimiento rápido. Aplica durante veinte segundos este masaje pulsante con una cadencia de un toque por segundo.

2 Luego coloca los dedos a un lado del cuello, cerca de la parte superior. Con una ligera caricia, deslízalos por el cuello hasta la clavícula, con cuidado de no tirar de la piel. Levanta los dedos y vuelve a la posición inicial. Continúa durante veinte segundos.

3 Luego, repite el primer toque pulsante en la clavícula.

✳ BENEFICIOS

Esto ayuda a drenar la linfa atascada, procurando una piel más luminosa y un rostro menos hinchado, y mejor cutis como resultado. Además, ayuda a despejar nariz y garganta, y a desinflamar los ganglios que puedan estar abultados.

✳ CONSEJO ESPECIAL

Si tienes tiempo, podrías dedicar hasta dos minutos a este masaje pulsante y luego dos minutos a las caricias, seguidos de otros dos minutos de toques pulsantes. El drenaje linfático resulta muy eficaz si se aplica suavemente de forma repetida. Recuerda: cuanto más suave, mejor.

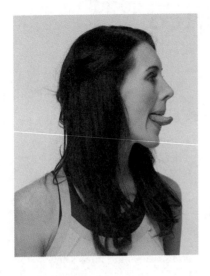

EL GECKO

----

1 Vuelve la cabeza a un lado inclinándola ligeramente hacia atrás. Saca la lengua todo lo que puedas y aguanta durante quince segundos.

2 Vuelve la cabeza al otro lado con suavidad y saca de nuevo la lengua, aguantando otros quince segundos. Repítelo una vez más por ambos lados.

✳ BENEFICIOS

Este ejercicio ayuda a estirar y reafirmar los músculos de las partes laterales de cuello y mandíbula.

✳ CONSEJO ESPECIAL

Para mejorar los beneficios de esta práctica, alza un poco más la barbilla hacia el techo mientras mantienes la cabeza vuelta.

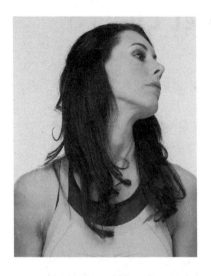

BALANCEO DE CABEZA

----

1 Baja la barbilla hacia el pecho y balancéala de un lado a otro, apreciando la presión en la nuca y en ambos lados del cuello. Continúa haciéndolo treinta segundos.

2 Haz una rotación completa del cuello, tres veces en una dirección y tres en la otra. Es esencial hacer lo que puedas y lo que te resulte cómodo, sobre todo si tienes algún problema en esta zona.

✳ BENEFICIOS

Esta técnica de yoga puede reducir y prevenir la tensión en el cuello, contribuyendo por lo tanto a que te sientas más cómoda y menos estresada. También fomenta una mejor postura.

✳ CONSEJO ESPECIAL

Para liberar más tensión en la nuca, abre la boca ligeramente.

EL PELLIZCO EN EL CUELLO

- - - -

1 Empleando los dedos índice, anular y pulgar de ambas manos, pellizca con suavidad la piel en la parte inferior del cuello, a ambos lados de la tráquea, notando cómo alcanzas el músculo. Sigue pellizcando el cuello en un recorrido ascendente. Desplaza ahora las manos para separarlas un par de centímetros y, empezando otra vez desde la parte inferior, repite una vez más en sentido ascendente. Regresa a la posición inicial y continúa esta secuencia durante un minuto en total.

✳ BENEFICIOS

Este masaje ayuda a reafirmar y alisar la piel del cuello. Con los pellizcos estimulas la circulación sanguínea, así como la de nutrientes y oxígeno hacia la parte superior de la piel, y favoreces la capacidad del cutis de desintoxicarse.

✳ CONSEJO ESPECIAL

Los pellizcos deberían ser delicados, pero deben alcanzar bien el músculo. Pellizca por lo tanto hacia abajo en vez de tirar de la piel hacia arriba. Recuerda lo fina que es la piel del cuello; no nos interesa dañarla.

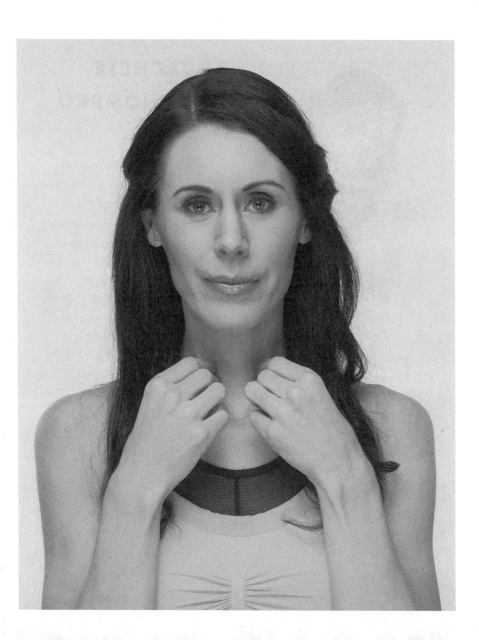

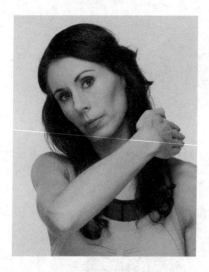

EL CACHETE EN EL HOMBRO

----

1 Ladea la cabeza de modo que tu oreja derecha se acerque a tu hombro derecho. Empleando el extremo de la mano, da toques o «cachetes» durante veinte segundos en la zona donde el cuello se une con el hombro izquierdo.

2 Emplea la misma parte de la mano para calmar el hombro durante diez segundos. Ladea la cabeza hacia el lado izquierdo y repite la operación.

✳ BENEFICIOS

Se trata de un ejercicio que ayuda a aliviar la tensión en hombros y cuello, y mejora la flexibilidad y la postura de esta zona.

✳ CONSEJO ESPECIAL

Va muy bien usar un aceite natural para la relajación muscular.

Estoy segura
de mí misma

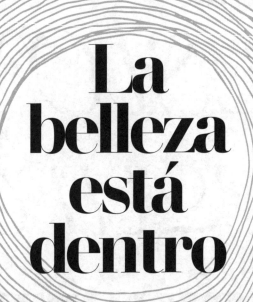

La
belleza
está
dentro

El ejercicio, el masaje, la acupresión y la relajación son prácticas importantísimas todas ellas, pero a la hora de lograr los resultados estéticos deseados, tu estilo de vida desempeña un papel importante, y ahí debemos incluir tu alimentación, tus rutinas de cuidados personales y lo que sucede en tu mente y tu cuerpo.

ERES LO QUE COMES

Para tu piel es tan importante lo que comes como tus ejercicios diarios de yoga facial. Un estilo de vida sano puede marcar la diferencia entre una piel radiante y una apagada y poco saludable. Empezar a comer alimentos naturales, más sanos, y reducir la ingesta de otros más perjudiciales puede ayudarte a lograr tu objetivo de lucir tu mejor aspecto y sentirte igual de bien por dentro.

QUÉ ALIMENTOS EVITAR

Se ha comprobado que el azúcar refinado, el alcohol y la cafeína envejecen el rostro y pueden tener efectos negativos sobre la salud en general. Es importante reducir en tu dieta fritos, productos refinados y alimentos procesados. Todos somos diferentes por completo, y es posible que a una persona no le convenga tomar alimentos que contengan gluten o productos lácteos o carne al no ser beneficiosos para su piel o salud general, mientras que otra puede tolerar pequeñas cantidades de ellos como parte de una dieta sana y equilibrada. No descartes grupos completos de alimentos sin consultar antes a un profesional de la medicina, y si decides que ciertos alimentos no aportan a tu cutis lo necesario, busca otros que contengan los nutrientes que eches en falta.

SACIA TU PIEL

Como apoyo a tu rutina de yoga facial, el agua es primordial. El agua tiene entre sus muchos beneficios el estimular el drenaje linfático y la circulación, que a su vez favorecen una piel más sana y tersa. El agua sacia la piel deshidratada y, por consiguiente, la piel no está tan reseca, y las líneas y las arrugas son menos visibles.

Cada mañana llena con agua una botella de entre dos y tres litros y bébelos a lo largo del día. De esta manera podrás calcular la cantidad que ingieres. El cuerpo retiene mejor el agua si la vas tomando a sorbos espaciados en lugar de dar grandes tragos de una vez.

LOS HÉROES DE LOS ALIMENTOS

En las siguientes páginas enumero alimentos nutritivos que pueden proporcionarte una piel saludable y resplandeciente, y también respaldar tu práctica de yoga facial y tu salud en general. Incorpora cada día algunos de estos alimentos a tu dieta y tu régimen de belleza para lucir una piel radiante, bien nutrida por dentro y por fuera.

LOS MEJORES ALIMENTOS PARA HIDRATAR LA PIEL:

Melón – Es el número uno entre las frutas hidratantes, dado que contiene un noventa y dos por ciento de agua. Además, incluye nutrientes esenciales como potasio, magnesio y sodio. Los melones son ricos en vitamina C, vital para la síntesis del colágeno, y su contenido en betacaroteno y licopeno trabaja conjuntamente con tu factor de protección solar a la hora de defender la piel de los rayos dañinos.

Espinacas – Su alto contenido en vitamina A antioxidante ayuda a mantener las células cutáneas saludables y a curar la piel. La vitamina C contribuye a la producción de colágeno y la vitamina K fortalece los vasos sanguíneos, ayudando a reducir ojeras y piel inflamada.

Melocotones – Conviene añadirlos a tu dieta, ya que aportan un aspecto hidratado y firme a la piel. Tienen un contenido del ochenta y nueve por ciento de agua y también es alto su contenido en vitamina C, que ayuda a la formación de colágeno y combate la acción de los radicales libres propios de las toxinas. Los melocotones contienen, además, otros ingredientes beneficiosos para la piel, como el potasio y el manganeso.

Agua de coco – Se ha comprobado que después del ejercicio restaura la hidratación mejor que el agua gracias a su alto

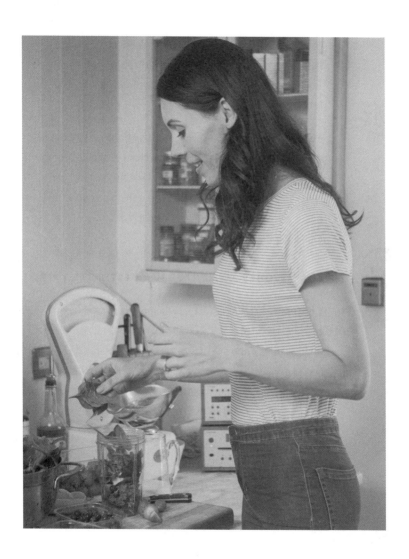

contenido en electrolitos (sales y minerales con enormes beneficios, como mantener el equilibrio de los fluidos). Además, es rica en antioxidantes, que protegen las células de la acción de los radicales libres.

Pepino – Su contenido en agua es el más alto entre todas las verduras; es, por lo tanto, maravilloso para la piel. El pepino es famoso desde hace mucho tiempo por su capacidad para revitalizar la piel que rodea a los ojos. Aún no he encontrado mejor alimento para hidratar, refrescar y desinflamar tópicamente la zona ocular.

LOS MEJORES ALIMENTOS PARA ESTIRAR LA PIEL:

Lentejas – Son una estupenda fuente de proteína vegetal, que respalda los músculos y el colágeno de la piel. Las lentejas son un ingrediente nutritivo y versátil que agregar a tu dieta. Son ricas en vitaminas y contienen minerales como el magnesio, que ayuda a reducir la tensión muscular, favorece el sueño y refuerza el sistema nervioso.

Quinoa – Contiene once gramos de proteína por taza y es rica en los nueve aminoácidos esenciales, lo cual la convierte en uno de mis alimentos favoritos de todos los tiempos. Carente de gluten, es un alimento vegano bajo en índice glucémico (IG), rico en fibra y excepcionalmente alto en vitaminas y minerales.

Frutos secos – Son una fuente maravillosa de omega 3, con numerosos beneficios como favorecer la firmeza de la piel y reducir su inflamación. Muchas variedades de frutos secos contienen ingredientes reparadores de la piel, como las vitaminas A y E, el cinc y el selenio. Los frutos secos son una fuente proteínica fantástica, con las almendras como uno de los más ricos, con 30 gramos por taza.

Yogur – Constituye una mascarilla facial natural fácil de aplicar. Contiene ácido láctico que actúa como exfoliante natural de la piel gracias a su contenido de ácido alfa hidróxido. Por lo tanto, puede contribuir a eliminar células muertas, favoreciendo así un aspecto más liso y firme. Además, contiene cinc y probióticos, que tienen efectos antiinflamatorios, así como curativos y calmantes. Aplica una capa gruesa de yogur, relájate durante veinte minutos y retírala con agua caliente y una gasa. Aplica un tónico y, luego, un producto hidratante.

LOS MEJORES ALIMENTOS PARA UNA PIEL RESPLANDECIENTE:

Tomates – Son ricos en licopenos, reconocidos por sus beneficios para crear defensas contra los rayos ultravioletas del sol. Los tomates, además, son ricos en vitamina C y vitamina A, ambas necesarias para tener una piel saludable.

Bayas – Son frutas muy ricas en antioxidantes, ya que ayudan a combatir la acción de los radicales libres en la piel. Además tienen un alto contenido en ácido elágico y vitamina C, que ayudan a reducir y prevenir las lesiones en la piel. Algunos estudios han demostrado también que los frutos del bosque pueden bloquear la producción de las enzimas que malogran el colágeno en la piel.

Zanahorias – Constituyen una gran fuente de vitaminas A y C, ambas importantes si tienes tendencia a sufrir sequedad de piel, eczema o acné. Los carotenoides tienen, además, efectos beneficiosos en la curación de heridas cutáneas y en la salud ocular.

Aguacates – Son ricos en vitaminas A, C y E, en potasio, en ácidos grasos esenciales y en lecitina, una substancia grasa que puede restaurar la hidratación cutánea. Se ha comprobado que el ácido oleico de los aguacates tiene efectos hidratantes y calmantes para la piel seca e irritada.

Miel de manuka – Aplicada como máscara facial resulta nutritiva, según corroboran múltiples estudios que destacan sus beneficios para tener un cutis sano y también sus propiedades terapéuticas, tratando el acné y reduciendo la inflamación. También se distingue por sus propiedades hidratantes, que pueden tener beneficios contra el envejecimiento. Aplícala sobre una piel limpia y deja que actúe durante quince minutos antes de retirarla con agua caliente y una gasa.

LOS MEJORES ALIMENTOS PARA LA LIMPIEZA DE LA PIEL:

Jengibre – Contiene gingeroles, unas sustancias químicas antiinflamatorias que tienen efectos nutritivos sobre las articulaciones y la piel. El jengibre es rico en antioxidantes que protegen el rostro de la acción de los radicales libres que envejecen la piel.

Aceitunas – Cuentan con un alto contenido en vitamina E, que protege la piel de la radiación ultravioleta y los contaminantes. Las aceitunas y el aceite de oliva tienen propiedades antiinflamatorias que favorecen un cutis sano.

Setas – Son ricas en las vitaminas B importantes a la hora de aportar energía y reducir los niveles de estrés y la inflamación. Contienen polisacáridos, beneficiosos para la hidratación, selenio y vitamina D para la salud cutánea, y antioxidantes para la renovación y la reparación de la piel.

Kale – Es una fuente inagotables de nutrientes para el rostro, el cuerpo y la mente. Recomiendo comerlo para conseguir una piel sana y radiante debido al equilibrio entre omega 3 y omega 9, con beneficios tanto antiinflamatorios como lubricantes e hidratantes. Es especialmente rico en vitamina K, beneficiosa para los huesos. Su altísimo contenido en antioxidantes lo convierte en un alimento ideal para el cutis.

QUIÉRETE A TI MISMA

¿Qué es lo primero que piensas cuando te miras al espejo?
Sé sincera contigo misma. ¿Eres crítica con el reflejo que te
devuelve la mirada? Si es así, no eres la única, ten la seguridad.
A veces nos convencemos de que las cosas negativas que nos
decimos son reales en vez de ser solo una opinión. Esto puede
tener un efecto devastador sobre nuestro bienestar y nuestra
salud, y puede infiltrarse en todos los aspectos de nuestro día.

Un ejercicio útil para poner remedio a esta negatividad y
fomentar el amor hacia una misma es confeccionar una «lista
de lo que me gusta». Anota, sencillamente, diez cosas que te
gusten, que adores incluso, de ti misma, asegurándote de que al
menos cinco correspondan a tu apariencia facial. Si te cuesta
escribir dicha lista, pide a alguna amiga, compañero o miembro
de tu familia que te ayude. Deja la lista en un lugar donde
puedas verla a diario.

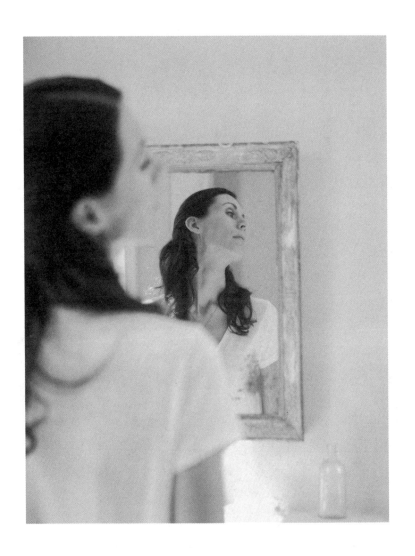

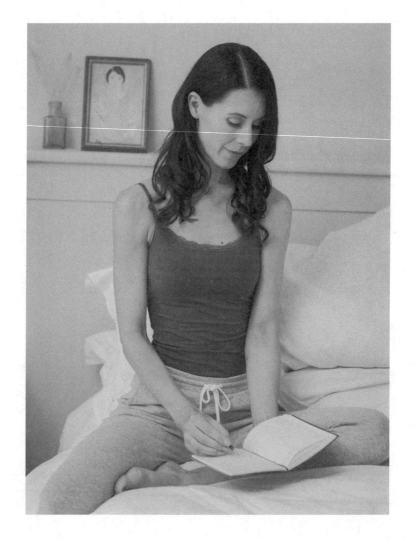

CUÍDATE

«Debo cuidar de mí misma.» ¿Qué sientes al decir esas palabras en voz alta? Tal vez pienses: «Sí, es algo importantísimo y hago muchas cosas para cuidarme». O quizá sepas al instante que no te cuidas lo suficiente, o es posible incluso que descubras que te sientes culpable o egoísta por hacer cosas para ti.

Lo que quiero recalcar es que DEBES cuidar de ti misma. No es algo egoísta, y no deberías sentirte culpable por ello. Si eres una persona a la que le gusta cuidar de los demás, aunque se trate de una cualidad maravillosa, ya va siendo hora de que tú misma también seas una prioridad. Te MERECES sentirte genial y tener un aspecto estupendo. No solo eres digna de todos tus cuidados, sino que, además, es algo esencial para llevar una vida lo más sana, longeva y feliz posible.

TOMA AIRE

Si tuviera que quedarme con una única técnica de bienestar, sería la de respirar correctamente. Lo de «correctamente» es fundamental. La respiración es algo que se produce cada segundo de nuestra vida, pero a menudo respiramos de una forma rápida y superficial que nos puede estresar.

Se ha comprobado que una respiración correcta es beneficiosa para nuestro cuerpo y nuestra mente, y un cuerpo y una mente sanos tienen un impacto positivo en el rostro. Además, estimula los estados de mindfulness, que te ayudan a estar en el momento presente, reducen el estrés y mejoran la salud. Algunos de los beneficios demostrados de practicar la respiración profunda con regularidad son:

1   Mejores niveles de energía
2   Mejor humor
3   Relajación
4   Menor ansiedad y depresión
5   Menor dolor y tensión
6   Mejora de la concentración y la atención
7   Beneficios para el corazón
8   Menos síntomas asociados al estrés
9   Disminución de la formación de líneas y arrugas por estrés
10 Menos inflamación

CÓMO RESPIRAR BIEN

Empieza por fijarte en cómo estás respirando en este preciso instante colocando una mano en el pecho y la otra en el abdomen. ¿Qué mano se mueve más? Si es la mano que tienes posada sobre el pecho, es probable que tu respiración sea demasiado superficial y quizá demasiado rápida. También es posible que adviertas que respiras sobre todo por la boca, tanto al inspirar como al exhalar.

Cierra suavemente los labios y respira hondo por la nariz, y luego exhala lentamente también por la nariz. Continúa así hasta que la respiración se vuelva lo más lenta posible. Luego deja que tu abdomen se eleve con cada inspiración y descienda con cada exhalación. Siente tu vientre y tu tórax expandiéndose por completo al inspirar, y luego el vientre aplanándose y el tórax bajando al exhalar.

PINTA UN CUADRO

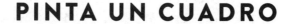

La visualización consiste en utilizar la mente para imaginar una situación, experimentando cada visión, sonido, olor y sentimiento como si sucediera aquí y ahora. Es positiva para la relajación, para lograr tus objetivos, para la concentración, para la motivación e incluso para reducir la ansiedad y el miedo.

Entonces, ¿cómo se visualiza? El proceso es, en realidad, muy simple.

Imagina tu cama. Piensa en su color, en el material de que está hecha. Piensa en la textura de las sábanas. Piensa en cómo te sientes con la cabeza apoyada en la almohada, dejando que tu cuerpo se hunda en el colchón. Piensa en la sensación de las colchas sobre el cuerpo, en el aroma de tu cama y en la temperatura de la estancia. ¿Lo estás experimentado? Si así es, ¡estás visualizando!

VISUALIZACIÓN PARA LOGRAR UNA PIEL ESTUPENDA

En tu práctica de yoga facial, los beneficios demostrados de la visualización pueden ayudarte a alcanzar tu objetivo de una piel fantástica. Siéntate o túmbate al menos una vez a la semana y visualízate con la piel que deseas. Contempla tu rostro terso, estirado y firme. Contempla tus ojos centelleantes y saludables. Observa tu cutis resplandeciente, vibrante y radiante. Visualiza las zonas que quieres mejorar tal y como te gustaría verlas. Si te resulta más fácil poniéndolo por escrito, dibujándolo o incluso mirándote en el espejo, adelante, hazlo así.

Pues bien, es posible que en ocasiones tengas la impresión de que aparecen emociones negativas al realizar esta actividad. Puedes encontrarte opinando que deseas algo que no es posible o que te resulta imposible lograr. Tal vez te parezca difícil ver tu cara de otro modo que no sea con su aspecto actual. Quizás incluso te digas que vas a llevarte un chasco o que te marcas metas demasiado altas. No te preocupes, visualiza tanto como puedas sin agobiarte, intentando de verdad ver cómo te sentirías si tuvieras la piel que deseas. Experimenta estos sentimientos con más y más fuerza, más y más realismo. Recuerda que la verdadera esencia del Método de Yoga Facial Danielle Collins consiste en sentirse genial; por consiguiente, es importante visualizarlo también.

BUENA POSTURA

Adoptar malas posturas se ha relacionado con todo tipo de patologías, desde dolor de cuello y espalda hasta problemas para dormir o dolores de cabeza. Todo ello tiene impacto en la salud del rostro y la estética de la piel. Un fenómeno del siglo XXI es el cuello flácido como consecuencia de un incremento en el uso del móvil y el ordenador. Puede ocasionar líneas de expresión y piel flácida en el cuello, tensión en la mandíbula y tirantez muscular que dificultan el flujo sanguíneo.

CÓMO MEJORAR LA POSTURA:

1 Pon el móvil delante de tu cara al teclear en vez de bajar la cabeza y el cuello.

2 Emplea sistemas «manos libres».

3 Organiza el escritorio de manera que los ojos queden a mitad de la altura de la pantalla del ordenador, las piernas formando un ángulo de noventa grados y la espalda recta.

4 Mejora la fuerza de la zona abdominal mediante ejercicios diarios y haz trabajar los músculos del bajo vientre para proteger la zona lumbar.

5 Haz estiramientos diarios de cuello, hombros y caderas para librarte de rigidez y tensión.

SUEÑO REPARADOR

La calidad del sueño es una parte esencial de tu rutina de yoga facial. Dormir entre siete y nueve horas diarias ayuda a lograr el mejor aspecto para tu piel. Algunos signos visibles de la falta de sueño son las ojeras o una piel más delgada, seca y flácida. También tu rostro puede aparecer más apagado, con más imperfecciones y arrugas.

DIEZ RAZONES POR LAS QUE DORMIR BIEN AYUDA A TU PIEL:

1 El colágeno se fabrica mientras duermes.

2 Las células cutáneas se renuevan al dormir.

3 El flujo sanguíneo en tu piel mejora cuando duermes.

4 Tus productos para cuidado del cutis funcionan mejor mientras duermes.

5 Tus expresiones faciales están más relajadas después de haber dormido.

6 Tus niveles de estrés disminuyen si duermes bien.

7 Tu piel elimina toxinas al dormir.

8 Tu piel no experimenta fluctuaciones inflamatorias mientras duermes.

9 Hay menos radicales libres medioambientales cuando duermes.

10 Tu piel se exfolia de manera natural al dormir.

¿CÓMO PODEMOS DORMIR MEJOR DURANTE LA NOCHE?

Apagar todas las pantallas dos horas antes de acostarse es una buena manera de procurar que la mente no esté hiperactiva antes de conciliar el sueño y mientras duermes. La luz azul que emiten ordenadores, televisores y móviles puede afectar negativamente al reloj interno de nuestro cuerpo, dificultando no solo la conciliación del sueño, sino afectando también a la calidad del mismo.

Dos o tres gotas de aceite de lavanda en la almohada son una manera maravillosa de ayudar a que el cuerpo y la mente se sientan relajados y somnolientos.

Acostarse y despertarse a horas regulares favorece el buen funcionamiento de nuestro reloj interno. Hacia las nueve de la noche empezamos a producir melatonina —la hormona del sueño—; por consiguiente, vete a la cama a partir de esa hora, o bien empieza a relajarte.

Contar con un buen ambiente para descansar en el dormitorio puede procurar sensaciones relajadas. Está demostrado que la temperatura ideal para dormir se encuentra entre los quince y los diecinueve grados centígrados.

Reducir el consumo de estimulantes como alcohol, cafeína y azúcar antes de acostarse puede contribuir a disfrutar de un mejor descanso nocturno. Muchas personas tienen la idea de que el alcohol ayuda a dormir, pero de hecho puede reducir la calidad del sueño y dificultar la acción habitual de reparación y renovación del cuerpo durante la noche.

No te vayas a la cama con hambre. En teoría, tomar un tentempié un par de horas antes de acostarte significa que tus niveles de azúcar en sangre no disminuirán demasiado de madrugada, algo que podría despertarte. Igualmente, intenta no irte a la cama después de una cena copiosa, porque el cuerpo estará tan ocupado digiriendo los alimentos que no será capaz de realizar su rutina reparadora y renovadora habitual.

Se ha comprobado que un baño caliente ayuda a dormir bien. Después de bañarnos, mientras nos refrescamos y desciende la temperatura corporal, el cuerpo se prepara para dormir. El ritmo circadiano también va asociado a la temperatura.

Es posible que en ciertos periodos de nuestra vida nos cueste dormir lo suficiente. En mi caso, el año siguiente de nacer mis hijas fue así. Me levantaba de noche para darles de mamar y a menudo me despertaba temprano. Sabía que no me quedaba otro remedio y que debía esperar a que crecieran un poco. El yoga facial fue de gran ayuda durante este periodo, al emplear técnicas de acupresión y ejercicios de respiración para ayudarme a conciliar de nuevo el sueño tras despertarme por la noche. También utilizaba estas técnicas para que mi piel tuviera mejor aspecto por la mañana pese a la falta de sueño.

YOGA

Si todavía no haces yoga, esta disciplina sería un refuerzo perfecto para tu práctica de yoga facial, no solo por los beneficios directos para tu rostro, sino también por sus valiosas propiedades para el cuerpo y la mente (y, de modo indirecto, para el rostro).

Antes de empezar a practicar yoga, debes prestar atención a tu cuerpo y no hacer nada que provoque dolor o molestias. Si padeces alguna enfermedad, consulta a tu médico antes de comenzar. Las técnicas descritas en las siguientes páginas no pretenden ser una guía detallada, sino una introducción a cómo pueden beneficiarte ciertos tipos de posturas. Para una formación completa, visita, por favor, a un profesor cualificado y con experiencia, o bien utiliza mis apps o DVD de yoga.

Suelo describir el yoga como «vaciarse de tensión» porque tras cada sesión siento un cambio considerable en mi energía y noto que libero mi mente, mi rostro y mi cuerpo de lo que ya no me sirve. En el instante en que empiezo una sesión de yoga tengo la sensación de ser mi verdadero yo. Tanto si el yoga es algo nuevo para ti como si tienes experiencia en su práctica, te deseo que tenga un significado similar para ti: paz, atención plena y satisfacción.

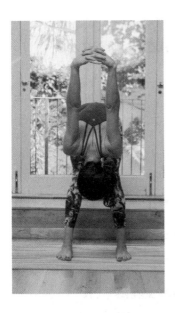

FLEXIONES HACIA ADELANTE

Las flexiones hacia delante se conocen en el mundo del yoga como posturas calmantes. Son múltiples los estudios que han demostrado la utilidad de esta disciplina para reducir tanto el estrés y la ansiedad como para mejorar la flexibilidad.

CÓMO BENEFICIA ESTO A TU ROSTRO

Las flexiones hacia adelante son maravillosas para estimular la renovación de sangre, oxígeno y nutrientes que se dirigen hacia el rostro y que iluminan y nutren la piel. También alivian la tensión en cabeza, rostro y cuello.

CONSEJO ESPECIAL.
Puedes doblar ligeramente las rodillas al comenzar con las flexiones. Empieza siempre al ochenta por ciento de lo que te resulte cómodo, sin forzar a tope tu capacidad, para evitar así lesiones en la espalda.

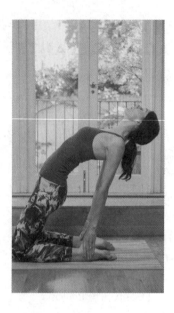

EXTENSIONES HACIA ATRÁS

Las extensiones hacia atrás se conocen como posturas vigorizantes. Son maravillosas para contrarrestar los gestos encorvados que fomentan los móviles y pasar horas en el sofá o ante el ordenador. Lo maravilloso de las extensiones hacia atrás es que permiten al pecho y los pulmones ensancharse, algo que estimula una respiración abdominal profunda.

CÓMO BENEFICIA ESTO AL ROSTRO

Las extensiones hacia atrás son geniales para tonificar, estirar y reafirmar la parte delantera del cuello y la zona de la mandíbula. Además, liberan tensión en hombros y cuello, contribuyendo de este modo a reducir líneas de expresión y piel flácida en la parte inferior de la cara.

CONSEJO ESPECIAL.

Calienta bien antes de practicar una extensión de espalda, y comprueba que mantienes los hombros apartados de las orejas.

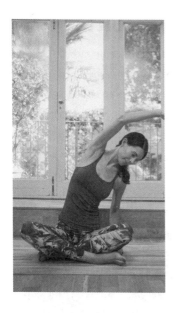

FLEXIONES LATERALES

Me gusta llamar a las flexiones laterales «posturas para hacer sitio». Ayudan a dar libertad y fluidez a tus movimientos, y tras practicarlas sientes que has creado un espacio que te permite moverte mejor, pensar mejor y respirar mejor. Está comprobado que el yoga puede ayudar a mejorar la calidad de vida en general, así como a reducir la secreción de cortisol, principal hormona del estrés.

CONSEJO ESPECIAL.

Es inevitable que un lado del cuerpo responda con más fuerza y flexibilidad que el otro; por consiguiente, utiliza un espejo de cuerpo entero para asegurarte de que empleas ambos lados de igual manera y así corregir este desequilibrio natural del cuerpo.

CÓMO BENEFICIA ESTO A TU ROSTRO

Las flexiones laterales ayudan a ejercitar los músculos en las zonas laterales de rostro y cuello, lo cual consigue un efecto de estiramiento. Además, mejoran la postura y reducen la tensión en el cuello.

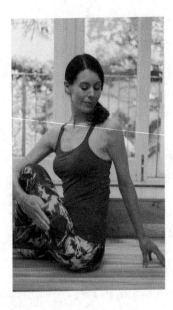

TORSIONES

Aunque no soy entusiasta de la palabra «detox», la mejor manera de describir las torsiones es como posturas desintoxicantes, por la manera delicada en que ayudan al cuerpo en su hábil proceso natural de eliminación de toxinas. Favorecen una mejor circulación y potencian el sistema linfático, algo que puede beneficiar una eliminación eficaz. Está demostrado que las torsiones contribuyen a tonificar el nervio vago vinculado a nuestras reacciones en relación con el estrés o la relajación.

CONSEJO ESPECIAL.

Suele ser habitual aproximar los hombros a las orejas; por lo tanto, tómate un momento para relajar los hombros y estirar el cuello.

CÓMO BENEFICIA ESTO A MI ROSTRO

Las torsiones son muy provechosas para liberar tensión en cuello y hombros, liberando a su vez la tensión en el rostro. Con ellas ejercitamos también los músculos en las zonas laterales del rostro, con su beneficioso efecto de estiramiento reafirmante.

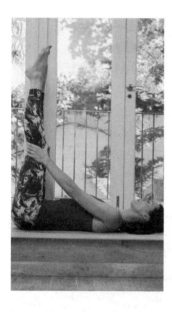

INVERSIONES

Las inversiones se conocen como las posturas de la circulación, dado que estimulan un mejor flujo sanguíneo. Algunos estudios demuestran que pueden reducir el dolor y tener efectos positivos en estados como la depresión.

CÓMO BENEFICIA ESTO A MI ROSTRO

Las inversiones son ideales para aportar sangre renovada y nutrientes a la cara, lo cual ayuda a iluminar al instante el cutis y favorece la eliminación de las toxinas acumuladas. Las inversiones benefician además al sistema linfático, y ayudan a disminuir la hinchazón y las ojeras.

CONSEJO ESPECIAL.
Si tienes el periodo, estás embarazada o padeces alguna enfermedad, es preferible evitar las posturas de inversión más exigentes.

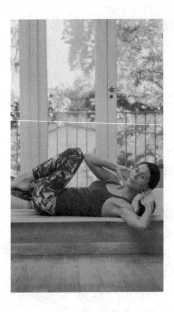

POSTURAS DE ACCIÓN ABDOMINAL

Las posturas de acción abdominal son posturas de fuerza. Un abdomen fuerte da soporte al resto del cuerpo. Está comprobado que el yoga ayuda a fortalecer la musculatura central, y también a incrementar la resistencia general.

CÓMO BENEFICIA ESTO A MI ROSTRO

Una práctica regular del fortalecimiento abdominal ayuda a mejorar el estado de nuestra espalda, nuestro cuello y nuestros hombros; por lo tanto, también mejora nuestra postura y alivia dolores y tensiones, contribuyendo a relajar la mandíbula, el cuello y la zona de la boca. Mientras practicas las posturas de acción abdominal, asegúrate de no apretar la mandíbula, levantar las cejas ni arrugar la frente.

CONSEJO ESPECIAL.
Al hacer estos ejercicios de fortalecimiento, mete y sube los abdominales inferiores como si te estuvieras subiendo la cremallera de unos tejanos ajustados.

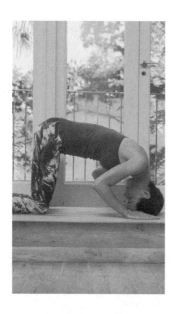

POSTURAS DE EQUILIBRIO

Las posturas de equilibrio son conocidas como posturas para centrarse. Nuestro equilibrio se encuentra, literalmente, en nuestro centro (nuestro núcleo), pero estas posturas nos ayudan además a sentirnos centrados y concentrados. Está demostrado que las posturas de equilibrio estimulan una atención plena, que tantos beneficios puede aportar a la mente, el cuerpo y el rostro.

CONSEJO ESPECIAL.

Mientras aguantas en tu posición, abre bien los ojos sin levantar las cejas para fortalecer los músculos oculares. Relaja todos los músculos faciales. Con esto evitarás que se formen líneas de tensión.

CÓMO BENEFICIA ESTO A MI ROSTRO

Las posturas de equilibro implican centrarse en un punto mientras relajas por completo los músculos del rostro. Ser consciente de tu rostro y aprender a liberar y prevenir la tensión es fundamental para reducir las líneas de expresión.

EPÍLOGO

Confío en que este libro te haya animado a emplear sus sencillos y eficaces consejos y técnicas para así lograr un aspecto insuperable y sentirte lo mejor posible. Todo lo que comparto contigo es resultado de años de experiencia y pasión en lo personal y lo profesional. Estoy segura de que si integras este método en tu vida estarás radiante por dentro y por fuera. Y, para acabar, solo quiero recordarte...

Haz yoga facial porque estás orgullosa de envejecer, orgullosa de quién eres y orgullosa del esfuerzo que le pones a obtener resultados. Haz yoga facial porque cada día perseveras en quererte un poco más y deseas sentirte lo mejor posible para tu edad y que eso se note en tu aspecto. Haz yoga facial para contar con recursos que te permitan disfrutar de una piel radiante, un cuerpo saludable y una mente feliz. Haz yoga facial porque alimenta tu alma, así como tu rostro.

Con mis mejores deseos de amor y luz,
Danielle xx